耐多药结核病患者
关怀服务操作手册

主　　审　刘剑君

主　　编　李仁忠　阮云洲　许　琳　赵雁林

副 主 编　李　玲　苏　伟　钟　莉　徐志祥　查　舜

完成单位　中国疾病预防控制中心
家庭健康国际组织
云南省疾病预防控制中心

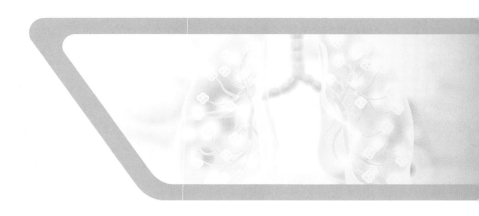

人民卫生出版社
·北　京·

图书在版编目（CIP）数据

耐多药结核病患者关怀服务操作手册 / 李仁忠等主编 . —北京：人民卫生出版社，2021.5（2022.8重印）
ISBN 978-7-117-31464-0

Ⅰ. ①耐… Ⅱ. ①李… Ⅲ. ①抗药性 – 结核病 – 防治 – 手册 Ⅳ. ①R52-62

中国版本图书馆 CIP 数据核字（2021）第 066682 号

人卫智网	www.ipmph.com	医学教育、学术、考试、健康，购书智慧智能综合服务平台
人卫官网	www.pmph.com	人卫官方资讯发布平台

耐多药结核病患者关怀服务操作手册
Naiduoyao Jiehebing Huanzhe Guanhuai
Fuwu Caozuo Shouce

主　　编：李仁忠　阮云洲　许　琳　赵雁林
出版发行：人民卫生出版社（中继线 010-59780011）
地　　址：北京市朝阳区潘家园南里 19 号
邮　　编：100021
E - mail：pmph @ pmph.com
购书热线：010-59787592　010-59787584　010-65264830
印　　刷：北京顶佳世纪印刷有限公司
经　　销：新华书店
开　　本：710 × 1000　1/16　　印张：10
字　　数：125 千字
版　　次：2021 年 5 月第 1 版
印　　次：2022 年 8 月第 2 次印刷
标准书号：ISBN 978-7-117-31464-0
定　　价：65.00 元
打击盗版举报电话：010-59787491　E-mail：WQ @ pmph.com
质量问题联系电话：010-59787234　E-mail：zhiliang @ pmph.com

《耐多药结核病患者关怀服务操作手册》

编写委员会

主　审　刘剑君

主　编　李仁忠　阮云洲　许　琳　赵雁林

副主编　李　玲　苏　伟　钟　莉　徐志祥　查　舜

编　委（按姓氏笔画排序）

卫　尉　王　凯　王坚杰　王建云　冯菊英
刘凤林　刘剑君　刘晓俊　齐莉英　关文龙
许　琳　阮云洲　苏　伟　杜德兵　李　玲
李　玲（YNCDC）　李小谋　李仁忠　李向前
李春梅　李莹莹　杨成凤　杨枢敏　杨国儒
杨倩蓉　何昱颖　何钰珏　初乃惠　张　帆
张天华　张定宇　张修磊　张奕南　张梦娴
陆　伟　陈小艳　陈金瓯　罗　卉　周丽平
孟桂云　赵雁林　查　舜　钟　莉　侯双翼
姜佳雯　贾春敏　夏　岚　徐立民　徐志祥
高雨龙　黄朝林　彭　鹏　葛　娅　蒋　晖
喻忠慧　曾令诚　潘洪秋　潘晶晶

前 言

世界卫生组织（WHO）将中国列为结核病、结核病合并艾滋病病毒感染（TB/HIV）和耐药结核病的高负担国家。2017 年中国的结核病和耐多药结核病负担居世界第二位，其结核病病例数占全球总数的 9%，耐多药（MDR-TB）/ 利福平耐药（RR-TB）病例数占全球总数的 14%[①]。全球结核病控制形势仍不容乐观，尤其耐多药结核病的防治已成为全球乃至中国结核病控制的重中之重。

自 2006 年 10 月起，我国开始通过加强结核病规划管理来推进耐多药结核病防治工作，在有关各方的共同努力下，耐多药结核病防治工作水平稳步提升。2019 年，国家卫生健康委疾病预防控制局印发的《关于印发遏制结核病行动计划（2019—2022）的通知》明确提出了“扩大耐药结核病筛查范围”“推进耐药结核病规范诊治工作”“不断完善保障制度”等惠及耐多药结核病患者的工作要求，为加强耐多药结核病防治工作奠定了坚实的政策基础。虽然我们积极为患者提供及时而有效的诊断与治疗，但仍然面临患者关怀服务措施跟不上的问题，这直接导致了患者的治疗依从性差，治疗成功率低。我国结核病防治迫切需要在患者关怀服务方面有所突破。

在中国疾病预防控制中心结核病预防控制中心的领导下，家庭健康国际组织（FHI360）于 2011 年与云南省疾病预防控制中心结核病防治研究所合作开展了大湄公河次区域耐多药结核病预防与控制项目（CAP-TB），探索出一整套适合中国国情的耐多药结核病关怀服

① 世界卫生组织《2019 年全球结核病报告》

务模式。该模式依托于结核病“三位一体”防治服务体系，专注于加强疾控中心、定点医院和社区之间的无缝衔接与协作，深入了解患者的诊断、治疗、关怀需求，聚焦于提供以患者为中心的关怀服务，提升耐多药结核病的整体防治水平。关怀服务从疑似肺结核患者的转诊推荐开始，覆盖患者确诊与结果告知、上药治疗前的评估和准备、住院治疗期间的关怀服务以及出院返回社区后定期复诊并接受治疗随访等一系列连贯性的服务内容，其中融入了以患者为中心的服务理念，包括：对患者的尊重、平等及非评判的态度、双向的交流而非单向的告知及宣传教育、协助而非代替患者做出决定、通过持续性的评估发现患者的治疗依从性风险、协调与调动患者的内在和外部资源来促进患者的治疗依从性；开发了包括耐多药结核病个案管理系统、耐多药结核病患者关怀服务工具包、耐多药结核病咨询工具图册、抗结核治疗用药后的不适症状及处理图册、小黄的故事——结核病知识与行为套卡以及“探查”——肺结核的秘密折页等在内的多种支持性工具，期望通过多种渠道来改善关怀服务的整体质量，从而最终促成患者治疗依从性和耐多药结核病防治核心指标的提升。

中国疾病预防控制中心结核病预防控制中心和FHI360、云南省疾病预防控制中心以及参与耐多药结核病患者关怀的项目地区，一起编撰了这本耐多药结核病关怀服务操作手册，希望对各级参与耐多药结核病防治的疾控中心、定点医疗机构、社区卫生服务机构开展患者关怀工作有所帮助。目前，我国的耐多药结核病患者关怀工作仍处于起步阶段，还需要借助业内同仁深入的实践经验来加以修正和完善。如有不当之处，欢迎读者提出宝贵的意见。

感谢礼来基金会（Lilly Foundation）、全球联合之路（United Way Worldwide）、上海慈善基金会对本书出版的经费支持。

本书编委会

2021年1月

目 录

1 背景概述……1
1.1 全球耐多药结核病患者关怀与相关的指导性文件……1
1.1.1 耐多药结核病患者治疗影响因素的多国调查结果……2
1.1.2 患者关怀指导文件……3
1.2 中国在耐多药结核病患者关怀方面的探索与实践……5

2 中国耐多药结核病患者关怀服务……9
2.1 以患者为中心的耐多药结核病管理……9
2.1.1 贯彻始终的尊重……10
2.1.2 同伴和医务人员共同参与关怀工作……10
2.1.3 保持良好的医患沟通……11
2.2 耐多药结核病患者关怀服务框架及要素……11
2.3 "耐多药结核病患者关怀服务"实施计划……15
2.3.1 组建管理及实施团队……15
2.3.2 开展现场基线评估……16
2.3.3 制订工作计划流程及人员职责分工……18
2.3.4 召开关怀服务工作启动会……21
2.3.5 个案管理系统安装录入……22
2.3.6 不同类型的咨询服务……24
2.3.7 准备咨询关怀工具及咨询地点……26

2.3.8 工作人员能力建设 …… 28
2.4 实施耐多药结核病患者关怀服务 …… 30
2.4.1 步骤一:建立咨询关系并开展诊前关怀 …… 33
2.4.2 步骤二:告知确诊结果 …… 36
2.4.3 步骤三:治疗前准备 …… 42
2.4.4 步骤四:出院前的跟进与准备 …… 50
2.4.5 步骤五:复诊及社区随访管理 …… 53

3 耐多药结核病患者关怀服务工具包 …… 59
3.1 基线咨询、复诊咨询、跟进记录表 …… 59
3.2 患者需求评估量表(营养、情绪、社会支持) …… 66
3.3 咨询服务质量评估清单 …… 71
3.4 耐多药结核病咨询工具图册 …… 73
3.5 抗结核治疗用药后的不适症状及处理图册 …… 104
3.6 小黄的故事——结核病知识与行为套卡 …… 134
3.7 “探查”——肺结核的秘密折页 …… 146

1 背景概述

1.1 全球耐多药结核病患者关怀与相关的指导性文件

> 耐多药结核病发现和治疗危机仍在继续。2018 年，全球估计 50 万符合耐多药结核病治疗条件的新发病例中，只有 15.6 万(31%)登记接受诊疗。印度、中国、俄罗斯存在的治疗缺口占总缺口的一半以上。2016 年，全球耐多药结核病治疗成功率是 56%。
>
> 《2019 年世卫组织全球结核病报告》

作为“终止结核病策略”的一项内容[①]，全球正在致力于通过推广新的诊断技术、引进新药物和缩短治疗方案，推广包括耐药结核病在内的各种类型结核病的诊断和治疗。与此同时，我们也迫切需要通过对耐多药结核病患者提供全疗程的关怀服务来提高耐多药结核病治疗的成功率。根据世界卫生组织 2019 年的结核病报告，我国仅有 52% 的耐多药结核病患者能被成功治疗，远低于全球“至少 75%”的治愈目标。

接受治疗的耐多药结核病患者没有完成治疗，这很大程度上表明，我们的卫生系统在以患者为中心的关怀和支持工作方面并未做

① 世界卫生组织终止结核病策略，2015 年。

到位。患者一方面遭受病痛的折磨，也面临发展为广泛耐药结核病的风险，另一方面还会把耐药性疾病传给他们的家人和社区。耐多药结核病患者不能坚持完成治疗的原因很多，绝大多数因素和医疗本身无关。相关的研究表明，耐多药结核病治疗中存在的主要障碍包括：身体和情感上的孤立、来自社区和医疗卫生系统的偏见与歧视、经济拮据、药物不良反应、精神疾病和药物滥用、患者身体上的其他合并状况。如果患者不能完成治疗，在耐药结核病诊断和治疗方面的大量资金投入将付诸东流，得不到有效治疗的患者会传染更多人，全球将面临耐多药结核病患者人数呈指数上升的风险，这势必成为影响全球公共卫生的头等大事，给人们的生命和财产安全、国家的经济产生巨大的影响。

1.1.1 耐多药结核病患者治疗影响因素的多国调查结果

2017 年，耐多药结核病患者关怀国际指南的开发涉及针对耐多药结核病患者及医务工作人员的一次开放性的网络问卷调查。来自 16 个国家的 45 名患者列举了能激励他们完成治疗的五大因素，包括治疗的信心、医务人员及同伴的支持等；来自 29 个国家的 73 名结核病医务工作者找出了妨碍完成治疗的关键因素，包括：疗程时间较长、药物不良反应、贫困、患者对耐多药结核病本身和治疗过程缺乏

最能帮助我（患者）完成疗程的要素

1. 我坚信身体一定能好起来
2. 为了照顾家人我愿意坚持治疗
3. 家人支持我接受治疗
4. 医务人员关心我
5. 耐药病友的支持

（医务人员）有助于提高治疗依从性的活动

1. 及时并妥当地处理药物不良反应
2. 针对疾病和治疗、以及防止家属感染进行宣传教育
3. 医务人员在提供临床服务时尊重患者
4. 提供就诊的交通便利
5. 为减轻患者的经济负担提供社会保障和援助

了解、患者谋生的压力等。他们还推荐了一些能够提高患者治疗依从性的关键干预措施，包括开展健康教育、提供营养食品、患者咨询、经济支持、及时而有效地处理药物不良反应。就自身的需求来说，参与问卷调查的医务人员也总结了能够有效改善耐多药结核病患者关怀干预措施的要点，包括：与社会团体建立联动机制为耐多药结核病患者提供支持服务、进一步加强耐多药结核病临床治疗方面的培训、如何开展与治疗依从性相关的社会心理层次需求评估的培训、患者的社会保险或经济资助以及确保对结核病治疗药物和辅助药物的稳定供应。超过83%的受访者表示，如果有现成可用的社会心理需求评估工具，会利用这些工具对每位耐多药结核病患者进行上药前评估。

1.1.2 患者关怀指导文件

《经济、社会与文化权利国际公约》[①]第12条提出“健康是人的权利”。为了能在2035年实现消除结核病这一世界公共卫生难题，我们需要建立以患者为中心的全疗程关怀与支持服务。为此，国际上陆续出台一系列与结核病患者关怀相关的指导性文件（表1-1）。值得注意的是，表1-1最后一栏中的《开展耐药结核患者综合性的支持关怀服务：实践工具包》，是在中国、南非、巴基斯坦、乌克兰四国2017—2018年参与关怀服务测试项目经验基础上，提炼而形成的国际通用的操作指引。

① 《经济、社会及文化权利国际公约》是于1966年12月16日由联合国大会公布通过，1976年1月3日正式实施。中国于1997年10月27日正式签署公约，2001年3月27日正式向联合国递交批准书。

表 1-1 国际上与结核病患者关怀相关的指导性文件

文件	相关章节
《终止结核病策略》(及终止结核病策略的实施:要点)2015 年	**支柱策略一:以患者为中心的综合治疗和预防** **第二部分(B):**为包括耐多药结核病患者在内的所有结核病患者提供治疗,并提供患者支持 **支柱策略二:大胆的政策和支持系统** **第三部分(C):**全民健康覆盖政策、建立病例报告、人口动态登记、药物质量与合理使用、感染控制等方面的管理框架 **第四部分(D):**社会保护、扶贫以及应对影响结核病的其他决定因子
《国际结核病关怀标准》 2014 年第 3 版	**标准 9:**所有患者的治疗应通过以患者为中心的方法来促进其治疗依从性,改善生活质量,减轻痛苦。这种方法应该立足于患者的需求,以医患之间的相互尊重为基础 **标准 17:**所有服务机构应针对合并症和其他有可能影响结核病药物反应、治疗结果的因素进行全面的评估,确定还需要增加哪些服务可以帮助每位患者取得最佳的治疗效果。这些服务应纳入到个体化的关怀计划中,包括对其他疾病进行评估和转诊治疗。应特别留意会影响治疗结果的疾病或病症,例如糖尿病、药物和酒精滥用、营养不足和吸烟。其他方面的心理社会支持,或者诸如产前保健、胎儿保健也应提供转介
世界卫生组织《耐药结核病规划管理指南》 2011 年更新版	**关于关怀模式的建议:** 耐多药结核病患者的治疗应以门诊,非住院的方式为主(住院治疗的模式仅在特殊情况下推荐使用,尚缺乏有力证据)
《耐药结核病规划管理指南之配套手册》(伙伴手册) 2014	**第 9 章:**上药治疗 **第 12 章:**以患者为中心的关怀、社会支持和治疗依从性 **第 13 章:**姑息治疗和临终关怀 **第 18 章:**耐多药结核病治疗和关怀的模式 **第 19 章:**社区参与推动耐药性结核病的诊断、关怀和治疗服务的普及

续表

文件	相关章节
《开展耐药结核病患者综合性的支持关怀服务：实践工具包》2018	第一章：耐多药结核病患者关怀的理论与实践总体指导框架 第二章：设计、策划、组织、实施与评估综合性支持关怀服务操作指引及工具 第三章：耐药结核支持性关怀调研结果 https://tbcare2.org/wp-content/uploads/2019/03/DR-TB-Practical-Toolkit_8-31.pdf

1.2 中国在耐多药结核病患者关怀方面的探索与实践

在中国，人们对于“患者关怀”这个词语并不陌生，但对于这一概念的理解却不尽相同，也不够透彻。对于如何将患者关怀具体落实到日常工作中更缺乏具体明确的指引。尽管如此，中国在患者关怀方面的探索与实践却始终没有停止过。医院所开展的人文关怀建设、加强患者心理护理等方面的尝试都是这方面的具体体现。

2006 年起，中国开展实施全球基金五轮项目，开展加强对耐药结核病的规划管理工作，并开始按照世界卫生组织首次出版的《国际结核病关怀标准》，用于进一步加强各级医疗卫生人员对肺结核患者的诊断和治疗管理。随着全球基金项目的全面推进，中国结核病规划管理工作进一步深入，中国对于“结核病患者关怀”的理解也有更新的认识。2012 年，中国疾病预防控制中心结核病预防控制中心与中国防痨协会编写了《中国结核病患者关怀手册》，将患者关怀放到了一个十分重要的位置，对其内涵有更明确的解释：“提供高质量的诊疗服务，使患者获得早期的发现和治疗，促进患者的身体康复，延长生命。通过社会宣传和对结核病患者的关爱，消除社会对结核患者的歧视，减轻患者的精神负担，使结核病患者达到心理健康。为结核病患者提供生活、交通等的补贴和救助，减轻患者和家属的经济负担，促进患者完成规定的疗程，治疗结核病。”因此，患者关怀不仅仅是帮助患者消病解痛，更要处理患者在治疗知识、社会、心理、经济等多方面的需求。在《中国结核病患者关怀手册》出台的同期，与患者关怀相关的系列指引书刊也不断推出，如《结核病患者心理支持手册》《中国结核病防治规划系列——健康促进手册》等。

借助着全球基金、CAP-TB 等国际项目的开展，中国对耐多药结核病患者治疗管理与关怀方面积累了更多的创新实践经验，探索以患者为中心的全疗程治疗管理关怀服务模式，充分发挥政府、社区、非政府组织和社会团体的作用，通过开展有效的患者治疗教育与咨询、开展患者关怀主题小组活动、组建结核病患者网络社区等社会支持性活动来消除对结核病患者的歧视，加强患者的治疗依从性。2020 年，中国更新了《中国结核病预防控制工作技术规范》，再次强调患者关怀的重要性，提出以患者为中心的“防、诊、治、管、教”的全过程关怀服务，充分调动疾控中心、定点医院和基层社区卫生服务机构及患者个人共同参与结核病防治的积极性。

在中国疾病预防控制中心结核病预防控制中心的指导下，家庭健康国际组织（FHI360）自 2011 年起就通过大湄公河次区域耐多药结核病预防与管理项目（CAP-TB）与云南省疾控中心、结核病定点医院及基层医疗机构开展合作，深入探索耐多药结核病患者治疗关怀的模式。经过从开发测试至推行与评估的一系列过程，证实了以患者为中心的耐多药结核病关怀模式成功地提高了治疗成功率，从而降低了耐多药结核病的发病率及与此相关的死亡率。鉴于该项目在云南省开展所取得的成绩和积累的经验，中国疾病预防控制中心所带领的团队于 2017 年在 CAP-TB 项目患者关怀模式的基础之上总结并开发了一套“耐多药结核病患者关怀服务”模式，明确了各医疗机构关怀服务团队成员在患者关怀与管理中的职责（图 1-1）。

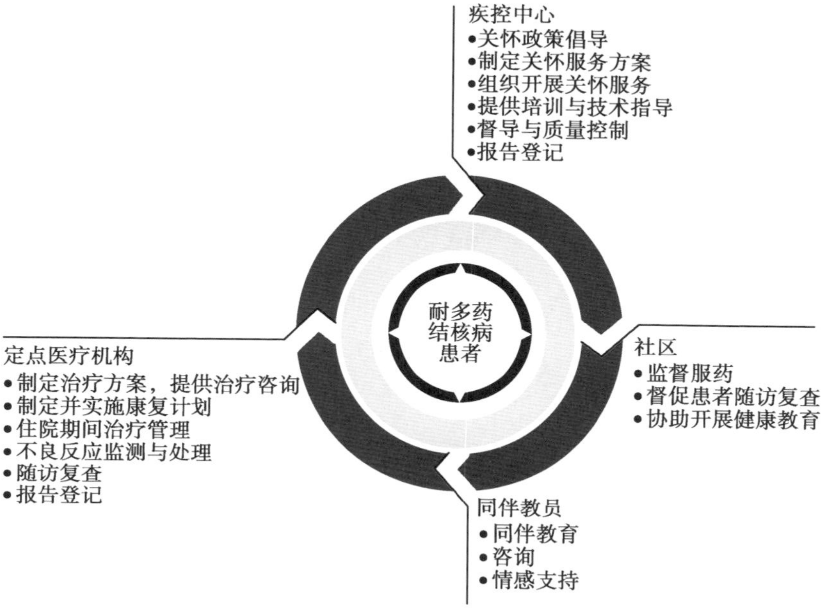

图 1-1　关怀服务团队成员及其职责

2017 年 5 月至 2018 年 9 月，在中国疾控中心结核病预防控制中心的指导下，耐多药结核病患者关怀服务模式在云南、湖北、山东、江苏和新疆维吾尔自治区五省六地进行了现场测试工作。六个测试点分别代表了现有中国耐多药结核病防治管理的多种模式（"三位一体"、以医院为主、院所合一等模式）。主要试点医疗机构为江苏省疾控中心、镇江市第三人民医院、湖北省疾控中心、宜昌市疾控中心、宜昌市第三人民医院、武汉市肺科医院、山东省胸科医院、新疆维吾尔自治区胸科医院、云南省疾控中心和云南省结核病临床治疗中心。从事结核病患者关怀服务的社区小组"五七天地"和百度"肺结核吧"也参与到了测试工作中，中国疾控中心结核病预防控制中心、国际防痨和肺部疾病联合会（Union）、北京胸科医院和 FHI360 团队提供技术支持。测试工作表明，关怀服务可以极大地改善耐药结核病患者的转归。测试项目结束后，截至 2018 年 7 月 20 日，评估队列中只有 26 名患者(11.2%)出现不良治疗结果,其余患者已完成治疗或仍维持治疗。而评估队列的最终治疗结果更是远远好于历史队列,且有统计学意义($P<0.001$),详情参考表 1-2。

表 1-2 评估队列和历史队列的最终治疗结果

治疗转归	历史队列(2015) N=381		评估队列 N=232	
	MDR-TB 患者人数	百分比	MDR-TB 患者人数	百分比
治愈 + 治疗完成	161 (101+60)	42.2%	169 (86+83)	72.8%
失访 + 自愿停止治疗	88 (58+30)	23.1%	17 (7+10)	7.3%
死亡	12	3.1%	7	3.0%
治疗失败	115	30.2%	34	14.7%
未评估	5	1.4%	5	2.2%
合计	381	100%	232	100%

2018 年,由国家疾控中心带领的测试团队受邀在 Union 组织的世界肺部健康大会的患者关怀专题研讨会上,进行了进展报告和经验分享,展示了中国结核病治疗关怀工作的特色、亮点,获得了国际结核病防治专家的一致认可。更重要的是,通过实施该项目,我们实实在在看到了患者治疗依从性的加强、医患关系的融洽、结核病防治服务体系的完善。

2 中国耐多药结核病患者关怀服务

2.1 以患者为中心的耐多药结核病管理

以人为本的理念已经逐渐成为全世界卫生工作的一个要素。根据世界卫生组织的定义，"以人为本的关怀"指的是不再以疾病，而是以患者的健康需求和期望作为组织设计卫生关怀工作的核心。以人为本的理念可以从个人扩展到家庭、社区和社会层面，它不再局限于患者在临床医疗方面的需求，也关注其社区层面的需求对卫生服务以及卫生政策的影响。[①] 结核病也不例外，如同《国际结核病关怀标准》和《结核病关怀患者宪章》[②] 要求的，所有的耐多药结核病患者都应该得到高质量的、以患者为中心的关怀服务。

耐多药结核病治疗本身的复杂性与长期性给患者管理带来很大的难度，要想成功治愈患者需要通过团队协作，在疾控中心、定点医

---

① https://www.who.int/healthsystems/hss_glossary/en/index8.html

② 《结核病关怀患者宪章》(以下简称《宪章》)是由世界关怀委员会2006年颁布。《宪章》明确了结核患者的权益与责任。通过让患者及其社区意识到自己的责任与权益，能够更好地调动他们的积极性。《宪章》是由来自全球的结核患者发起并开发。通过《宪章》的运用，医患关系将实现互利。

院、社区及患者的共同努力下才能实现。以患者为中心的关怀理念是建立良好医患关系的基础，它能够提高治疗依从性、减少歧视、改善治疗结局，唯有在各方互相尊重和理解的前提下，治疗成功和社区防控才有可能实现。

2.1.1 贯彻始终的尊重

一旦怀疑患者有耐多药结核病，就需要开始鼓励他们积极配合诊断、感染控制、后续治疗和接受关怀服务。从第一次咨询开始，对于患者得病的原因不做任何道德评判。医务人员应该从一开始就对患者保有同情的态度，多站在患者的立场上讨论问题，避免使用批评的态度，并在随后的整个过程中保持这样的态度，这会促进患者对整个诊疗过程的积极态度。对患者的尊重还具体表现在：在刚开始治疗的时候评估患者的经济状况，并帮助那些存在经济风险的患者找到缓解经济压力的方法。提高患者的经济支付能力，帮助患者避免产生灾难性支出的风险，这不仅是以患者为中心的积极方式，也是对患者表示尊重的明确信号。

2.1.2 同伴和医务人员共同参与关怀工作

邀请同伴（在治或者治愈的耐多药结核病患者）同医生、咨询员在医疗机构及患者所在社区一起工作，可以促进患者对耐多药结核病防治工作的认同感，促进医患之间的信任，减少误解与歧视的发生。医务人员的参与是以患者为中心的重要方面，是治疗取得成功的关键。医务人员和同伴都应该接受沟通的培训，知道如何与患者及其家属保持积极的交流。通过有效的患者教育与咨询，患者本人才能更好地配合做好感染控制，努力坚持完成全疗程的治疗。对于许多患者来说，与自己有相似经历的同伴更是起着示范作用。患者从诊断到治愈的整个过程中，同伴能扮演朋友、支持者和指导者的角色，可以极大地缓解患者的心理压力。

2.1.3 保持良好的医患沟通

以患者为中心的理念最直接的体现就是医务人员对待患者的态度和语言。提供服务的医务人员要充分考虑到,患者内心可能对于"控制""管理"这类用词有种本能的抵触。所以,说"结核病患者关怀"要比"结核病患者管理"让患者觉得更容易接受。这种语言上的微小改变会帮助患者努力战胜长期而复杂的治疗过程。使用"交流"的态度比用"告诉"的态度更容易建立积极的关系,讨论应该是双向的,而不是单向的。在关怀的所有阶段,都要向患者提供易于理解的印刷制品、电子信息手段或通过对话咨询传播的信息。[①]

2.2 耐多药结核病患者关怀服务框架及要素

除了遵循现行指导意见提供优质的医疗干预措施之外(例如,短程化疗及新药的可及性),中国开展耐多药结核病患者关怀服务测试项目

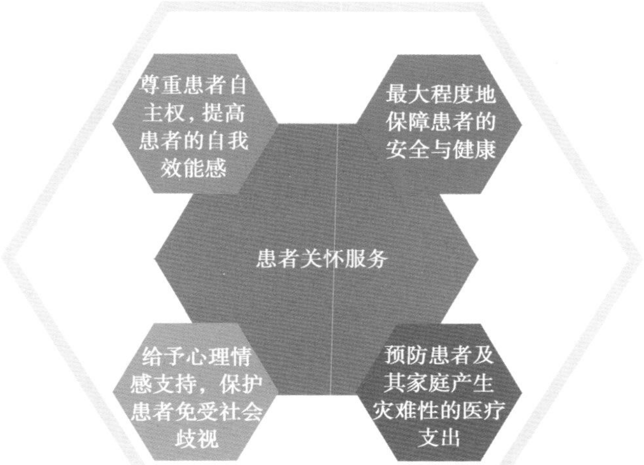
尊重患者自主权,提高患者的自我效能感
最大程度地保障患者的安全与健康
患者关怀服务
给予心理情感支持,保护患者免受社会歧视
预防患者及其家庭产生灾难性的医疗支出

① 耐药结核病规划管理指南(WHO,2011 更新版)

的专家、学者、项目工作人员及患者，明确了影响中国耐多药结核病患者治疗依从性和治愈能力的 11 个基本要素，这些要素被划分到四个主题领域。对这四个主题领域的描述均以患者为中心的视角出发，包括：

① 尊重患者自主权，提高患者的自我效能感。

② 最大限度地保障患者的安全与健康，减少身体不适。

③ 给予心理情感的支持，保护患者免受社会孤立与歧视。

④ 防止患者及其家庭出现灾难性的支出。

每个主题领域都包含的，被认定为有助于患者完成治疗的最重要的因素，并针对每项基本要素都有一些相应的干预措施（表 2-1）。当然，这个列表中呈现的内容可能并不完整，因此各地在开展结核病关怀服务工作时，可根据当地的实际情况增加或调整主题领域内的基本要素和干预措施。在整个关怀服务框架中，每一个基本要素项下应保留至少一项干预措施。表 2-1 所列出的干预措施实际上是经过中国本土实践检验的成功经验。

表 2-1　主题领域的基本要素及干预措施

主题领域	基本要素	建议采取的干预措施
尊重患者自主权，提高患者的自我效能感	1. 进行全面的患者评估，协助患者完成个人的治疗康复计划	• 开展患者治疗意愿、治疗依从性风险的评估 • 与患者讨论并制订个体化的治疗康复计划，使患者懂得调动可利用的资源和方法来应对治疗过程中会碰到的问题，保持良好的治疗依从性，最终治愈耐多药结核病
	2. 对患者及家属开展关于耐多药结核病及其治疗的健康教育	• 在给患者下诊断、上药治疗及之后的整个关怀过程中，由医务人员、五七天地同伴教员针对患者利用咨询工具开展治疗依从性教育与咨询 • 健康教育与咨询的渠道包括：面对面（一对一或小组）、咨询热线、网络即时交流平台（微信、QQ）
	3. 加大结核病医疗服务的可及性	• 为返回居住地的患者提供方便可及的注射治疗服务 • 提供方便可及的定期复诊服务 •（针对存在治疗依从性需求的患者）提供社区 DOT 服务

续表

主题领域	基本要素	建议采取的干预措施
最大限度地保障患者的安全与健康	4. 监测与处理会影响患者康复能力的药物不良反应与合并状况	• 监测与处理药物不良反应(视野与色视、听力、肝功能、心脏功能等方面的监测) • 监测与处理合并状况(HIV 感染、糖尿病、怀孕、酒精依赖、毒品使用、精神缺陷、身体残障)
	5. 给予必要的营养支持以加速患者康复和减少药物副作用	• 开展营养状况筛查 • 促进营养饮食调理来应对营养不良、体重指数偏低、对抗结核治疗不耐受等问题
	6. 为无法接受抗结核治疗的患者提供姑息关怀	• 评估会影响生活质量的症状,采用姑息治疗减轻病症 • 为未纳入治疗的耐多药结核病患者提供咨询与减轻病痛的治疗与关怀 • 为无法继续完成治疗的耐多药结核病患者提供咨询与减轻病痛的治疗与关怀
给予心理情感的支持,保护患者免受社会歧视	7. 加强以尊重、认同为基础的医患沟通	• 加强对所有为耐多药结核病患者服务的工作人员的培训,实现有效医患沟通 • 针对耐多药结核病患者开展对关怀服务的满意度调查 • 支持同伴教员、患者参与服务质量改进的讨论
	8. 定期监测和治疗会影响患者康复能力的精神健康问题	• 治疗前以及治疗后利用标准化工具开展焦虑抑郁症的筛查 • 将需要心理或精神治疗的患者及时有效地转诊到心理健康服务机构
	9. 为患者提供情感支持和激励	• 医务人员主动关心患者,提供必要的支持 • 动员与培训患者家属为患者提供后续的帮助 • 通过五七天地的同伴教员分享治病经验,提供情感支持 • 通过定期举办庆祝活动,肯定患者在治疗过程中所取得的阶段性的进步
	10. 保护患者及其家人在就业和社区生活中免受歧视和污名化	• 开展社会支持评估,帮助患者分析并获取更多的支持 • 与患者讨论可能存在的歧视及应对方法

续表

主题领域	基本要素	建议采取的干预措施
防止患者及其家庭产生灾难性的医疗支出	11. 为患者提供间接或直接的经济支持	通过以下方式为所有患者提供间接的经济支持： • 提供规范化的耐多药诊断与治疗 • 加强患者的治疗依从性支持，治愈患者 • 协助患者做好居家的感染控制，预防传染给家人 • 使患者清楚治疗费用，懂得医保报销流程及减免政策 • 协助患者分析自身经济状况，制订合理的收支计划 借助当地的可利用资源为有需求的患者提供间接的经济支持： • 为患者提供食物及营养补助（营养早餐） • 报销复诊交通费 • 医疗费用减免（检测项目、药物不良反应、合并症的治疗等） 借助当地的可利用资源为有需求的患者提供直接的经济支持： • 有条件的现金资助 • 无条件的现金资助 • 支持创收项目

各要素的重要性以及可采用的干预方法是相对的，各地可因地制宜，视情况确定本地区的干预措施。通过向包括患者代表在内的利益相关者组成的委员会征询意见，有益于根据当地实际情况调整干预策略。另外一种方法是开展定性研究，通过访谈重要知情人或者组织焦点小组讨论来收集意见，在此基础上形成适于当地的患者关怀服务框架。

2.3 “耐多药结核病患者关怀服务”实施计划

2.3.1 组建管理及实施团队

当我们把患者置于服务的中心,会发现耐多药结核病患者从纳入关怀、诊断、治疗到回归社区的过程中会产生多种多样的需求,这些需求不仅有医疗、护理方面的,也有社会支持角度的,这些通常需要不同角色的专业人员提供服务予以解决。负责管理和实施耐多药结核病患者关怀服务计划的医疗卫生机构管理者应当意识到,只有组建一个多学科、跨机构的支持性网络,并保持它的良好运转,才能够覆盖到这些多样化的需求,改善患者的生活水平,改善地区的耐多药结核病管理水平、降低发病率和死亡率等关键指标。及早建立多机构、多层级的工作组除了满足患者多样化的需求外,也有助于调动各方参与工作的积极性、减少工作开展过程中的阻力。组建一个区域性的耐多药结核病患者关怀服务筹建工作组,并根据参与者的职能分成三个不同类型的小组:领导小组、日常管理小组和服务实施组。

(1)领导小组

完成当地关怀服务工作模式的顶层设计,统筹、协调资源,落实工作任务,对工作进度做阶段性的督导核查,协调解决实施过程中产生的重大问题。工作组成员一般包括卫生行政部门的分管负责人、疾控中心的分管负责人、结核病定点医院的分管负责人等。

(2)日常管理小组

在顶层策略设计的基础上细化成具体措施、并负责日常管理的实施工作,确保工作的高效执行。这些工作包括活动设计、召开工作会议、组织培训、撰写工作报告、监测和评估、质量控制、财务行政管理等。工作组成员一般包括疾控中心的分管工作人员、医院的专门管理人员、数据分析人员、行政财务等。

(3) 服务实施组

日常实施涵盖对患者的整个耐多药结核病防治周期的直接服务，参与培训及带教，记录工作数据、对数据进行初步的整理与分析，并对已开展的工作进行提炼总结、提供反馈信息给日常管理人员以改进或优化工作措施和流程。工作组成员通常包括咨询员、医生、护士、社会组织成员等。

2.3.2 开展现场基线评估

开展现场基线评估的目的是在已经明确需求的前提下，确认各类工作场所是否具有开展工作所需的资源，以及如何进行更好的资源配置。对现场尚不能满足的需求，探索是否有其他的办法弥补这些不足。针对耐多药结核病患者关怀服务，根据不同机构需要评估的要点如下：

(1) 疾控中心

疾控中心配备专门的、有相关工作经验的人员，负责管理和对接工作。准备好启动相关技术文件，包括各类培训手册、标准操作程序(SOP)、有效沟通工具、督导评估工具、个案管理系统安装、人员培训以及患者宣传教育资料、区域内有良好的医保及社会救助体系。确保耐多药结核病管理数据准确及时、在机构间交流沟通顺畅。疾控中心要负责协调患者在医疗机构间的转介。

(2) 定点医院

定点医院是服务实施的主要地点，应配备有相关工作经验的专门管理人员、咨询师、医生、营养师。基于当地的流行病学数据，确保医院有足够的能力进行耐药快速诊断和收治当地的耐多药结核病患者，并且有能力与社区组织合作开展社区管理。医院应设有专门的耐多药结核病门诊、收治病区、咨询室，配备充足供应的耐多药结核病检测设备和耗材、抗结核治疗药物、呼吸机、留痰雾化器、患者宣传教育印刷材料等，医院要配备电脑安装个案管理系统，同时确保医院的感染控制措施符合国家标准。

(3) 社区卫生机构 / 社区支持体系

社区卫生机构和社区组织应配备有相关工作经验的社区医生、社会工作者、同伴教育员，方便对患者进行在社区的随访、家访、提供打针服务。配备线上、线下多渠道的患者教育和管理平台，同时，工作人员应充分了解当地可以使用的支持性资源。

这里提供一个评估报告的模板（省略了日期 / 参加人员等表头信息）（表 2-2）。

表 2-2 基线评估表

评估内容	好 / 不够好 / 不适用	详细意见
1. 结核病患者管理		
疾控中心		
定点医疗机构		
社区卫生服务机构		
正在实施的结核病防治项目		
结核病相关医保、社会救助		
患者社区支持体系		
2. 耐多药结核病患者管理		
结核患者来源		
住院部有多少个结核病区		
结核床位数		
是否设立专门的耐药结核科		
去年诊断的 MDR-TB 患者数		
去年纳入治疗的 MDR-TB 患者数		
MDR-TB 队列治疗成功率		
每月 MDR-TB 患者门诊人次		
MDR-TB 医务人员构成		
MDR-TB 患者临床管理流程（诊断 / 上药 / 住院治疗 / 门诊随访）		
患者关怀活动		

续表

评估内容	好 / 不够好 / 不适用	详细意见
3. 讨论		
MDR-TB 纳入治疗、成功治愈等方面的困难和挑战：		
可行的关怀服务活动：		
整体评估意见：		

2.3.3 制订工作计划流程及人员职责分工

在组建工作团队、完成初步评估后，可以开始着手设计工作流程计划，为工作人员安排职责分工。根据各地不同的资源水平、工作规范、政策要求，制订符合当地的耐多药结核病管理工作实施方案。制订工作方案时，各个机构（疾控中心、定点医院、基层卫生机构、社区组织）要根据本机构的情况，根据不同模块设计其所覆盖的详细活动，设定活动发生的频率，确定明确到个人的具体责任。在完成工作方案设计后，与每一位工作人员一对一地探讨，明确其工作内容、上下游合作的对象，并协助他们建立联系，这将很大程度上促进工作效率，避免发生“三个和尚没水喝”的现象。常见的一些工作内容列举见图 2-1。

（1）疾控中心

总体负责组织协调耐多药结核病定点医院及基层卫生机构共同开展耐多药结核病患者管理工作。“工作管理和能力建设模块”包含建立工作组、制订疾控方面的工作流程、选定和培养培训讲师、启动前对工作人员的培训、启动前对咨询员的培训（系统培训一般为 5 天）。“耐药结核病推送与诊断模块”包含组织县（区）定点医院开展痰培养和分子生物学耐药检查、协调县（区）医院将耐药检查结果告

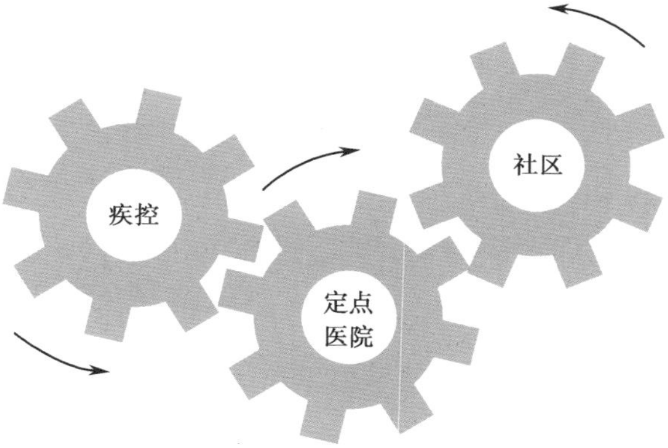

图 2-1　疾控中心、定点医院和社区的工作模式

知患者、县（区）医院开展密切接触者追踪。“社区管理模块”包括协调在社区的注射治疗服务、培训社区随访人员以及到患者住所开展感染控制评估和家访。

（2）定点医院

“诊断与纳入治疗模块”包含医生或咨询员对患者的结果告知、专家组召开病例讨论会、咨询员的治疗动员和治疗准备、医生和咨询员对患者实施综合评估、对无法治愈患者的姑息治疗、使用个案管理系统开展患者管理、使用“康复计划”帮助患者制订治疗计划、患者和家属宣传教育及服药依从性咨询、开展不良反应的监测、同伴及小组活动。“门诊治疗模块”包括为耐多药结核病患者设立绿色通道、为患者提供治疗监测及检查、开展复诊咨询、开展结核病主题小组活动、线上咨询平台 / 电话热线的维护和服务实施、专人跟进治疗依从性风险高的患者、组织关怀团队质控会议、发放补助金和提供营养早餐等。

（3）基层卫生机构

“社区管理模块”包括提供在社区的注射治疗服务、患者住所感染控制评估和培训、患者家访、降低社区歧视、开展社区关爱活动。

为提高耐多药结核病诊断、治疗与患者关怀服务的效率与质量，耐多药结核病定点医院应认真梳理患者接诊流程中存在的不足，不断地改善与优化医院内部及与外部机构协作的工作流程。以下是一些现场点经实践检验证明有帮助的工作程序，其中包括：

1）护理团队或同伴教员现场协助患者留取质量合格的痰标本，包括尝试一些有助于患者打开气道排痰的方法，如：爬楼梯、鼻吸热蒸汽、叩背等，对于吐不出痰的患者推广使用雾化引痰的方法。

2）推广使用分子生物学快速诊断方法。

3）定点医院应加强院内、院外的沟通与协作，特别是结核临床及门诊科室与实验室之间，定点医院与基层送检医疗机构之间应保障送痰、检验、结果反馈的质量与及时性。

将工作流程设计为简单易懂的流程图，可以帮助工作人员理解步骤的内容、相关责任人与步骤之间的联系，这里提供了两个实例——机构间的病患关怀协作流程（图 2-2）与耐多药结核病定点医院内部的工作流程（图 2-3）。

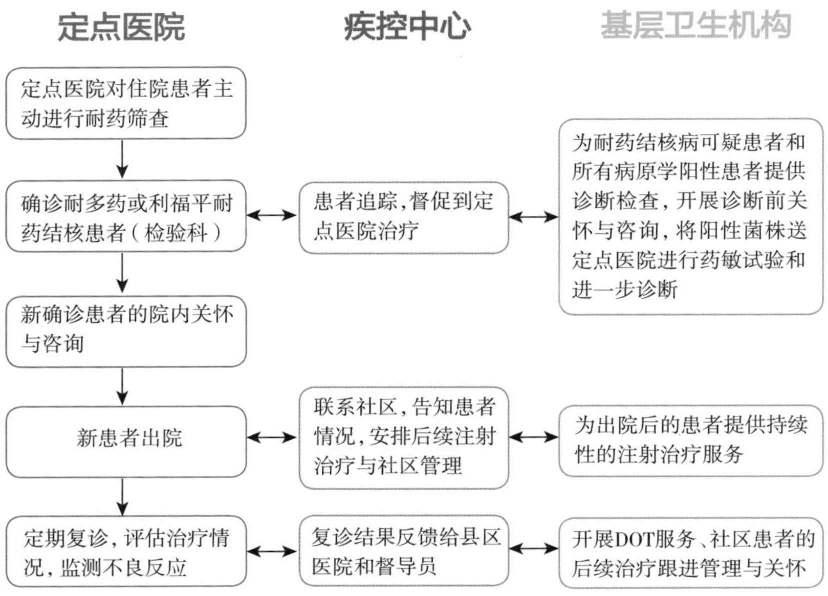

图 2-2 疾控中心、定点医院和社区的工作流程

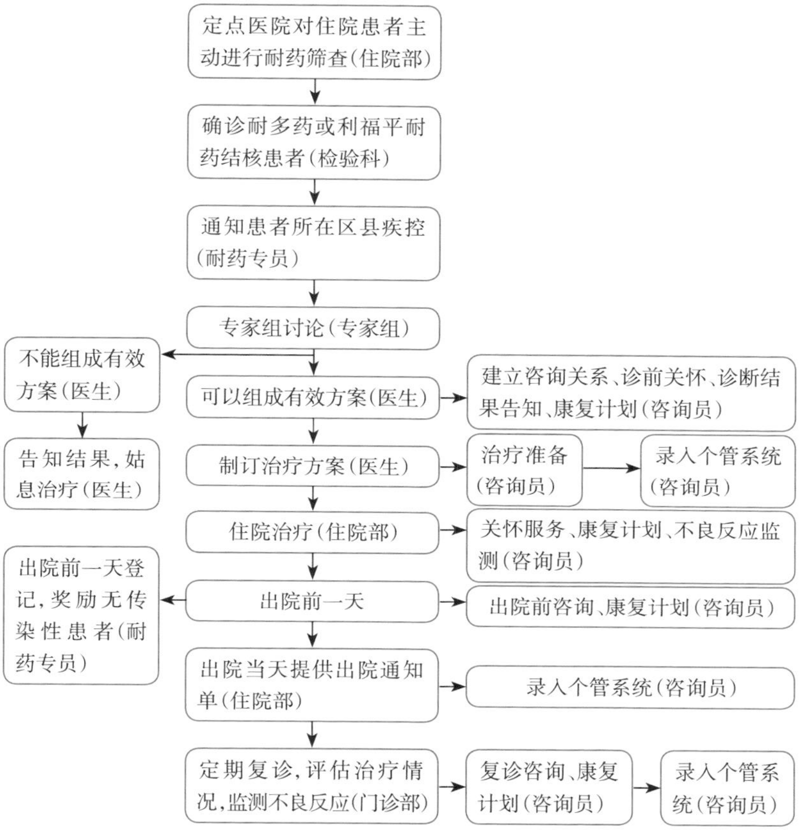

图 2-3　定点医院内部耐多药结核病患者全疗程关怀实例

2.3.4　召开关怀服务工作启动会

召开项目启动会是一个非常重要的步骤,除了概括性地沟通耐多药结核病关怀服务项目的计划和进展外,它的核心目的是向所有参与项目的单位和个人公开认可项目的“合法性”,协调各方的脚步一致向前。因此,项目启动会需要邀请到各参与单位,包括卫生行政主管机构、疾控中心、定点治疗医院和社区等的关键管理人员,从高层的角度对项目开展的“合法地位”予以认可,向各合作伙伴介绍关怀服务的具体内容及系列干预活动,调动各方的积极性、主动性,争取当地相关合作机构的支持,并且明确当前遇到的障碍、可能延迟项目进展的问题。随后,各相关合作机构内部也将召开内部启动会,确保相关部门的工作人员理解关怀服务的理念,清楚各自的工作职责与协作流程。

2.3.5 个案管理系统安装录入

耐多药结核病个案管理系统是“关怀服务”的重要工具,集临床数据记录、追踪关怀服务、个案有效实时管理、患者关怀服务质量控制等多个功能于一体,便于临床医护人员随时进行查询、筛选、追踪、分析、使用,及时发现影响患者治疗依从性的因素,从而跟进和采取相应的关怀服务。该系统还有助于定点医院与疾控中心之间开展跨机构实时共享患者管理数据,实现个案管理无纸化,提升协作效率。

耐多药结核病个案管理系统的主要功能包括:

(1) 涵盖耐多药结核患者治疗过程中横向和纵向的主要信息

横向包括来自医院各个科室的信息,例如住院部的诊断治疗、门诊的复查、放射科的胸片结果、实验室的痰培养等。纵向是指患者治疗疗程内每次复查信息。

(2) 个案追踪及可视化图形

通过患者的姓名、身份证号、电话号码等基本信息查询,可查询到患者并进入个案。个案界面分三级浏览(复查月份——复查项目——检测结果),节约了用户的浏览时间。个案界面表头有重要信息摘要,包括药敏检测结果、治疗方案、转归状态、是否有合并症等。个案界面还包括患者痰涂片、痰培养的可视化图形,用户可通过可视化图形了解患者痰检结果历时的变化过程。

(3) 复查提醒功能

系统可查询某段时间内哪些患者应该来复查、实际是否复查过、是否按时复查。

(4) 痰检结果及阴转率查询

系统可查询某段时间或某个治疗月份的痰涂片或痰培养检测阳性结果、阴性结果并计算出阴转率。

(5) 治疗转归状态判定及统计

系统根据国家耐药指南中五种转归状态的定义,根据复查及检测信息,自动判定患者的治疗转归结果。并统计不同转归结果的人数及比例。

软件有以患者为中心的人性化亮点,耐多药结核病定点医院通过安装耐多药结核个案管理系统,能进行全疗程个案追踪,对患者的治疗进行监测,记录患者药物不良反应的情况,监测与记录患者治疗期间关怀需求的变化,从而调整个体关怀方案,适时对患者进行跟进。医务人员可通过此软件快速有效地了解耐多药肺结核患者的治疗信息并进行管理,从而提高工作效率。例如通过复诊提醒功能,提前提醒患者按时回来复诊。也可每个月回顾当月未复诊患者或未按时复诊患者名单,通过电话咨询进行行为改变,让每位患者都能在窗口期内按时回来复诊。也可将未复诊名单导出发送给当地疾控中心,由疾控中心工作人员进一步追踪随访;通过痰检查询功能,及时发现复诊但未留痰的原因,找到未留痰的障碍因素,是医院取痰流程不够完善?还是医生未要求留痰?还是患者自身的原因?并针对问题进一步改进流程或对医生进行培训或对患者开展咨询工作。

定点医院应设置专门的工作电脑、专门的数据管理负责人,确保个案管理系统在项目启动前安装完成,对咨询师和医师等录入信息的工作人员提供恰当的培训,并定期回顾性分析项目录入的数据,以提高录入数据的质量,以及通过这些数据提升耐多药结核病管理的整体水平。

软件的安装程序包括服务器端和客户端两部分。服务器端需要专业的工程师在医院内部服务器上手动配置,确保数据安全性,并可在医院内部局域网上共享数据。客户端只需解压缩即可在医院内部每台连接医院局域网的电脑上使用，不同的用户有各自的用户名、密码及不同的使用权限(录入及修改、查询、导出)，以确保数据的安全性。

2.3.6 不同类型的咨询服务

咨询服务是以促进患者的身心健康为核心目的的一类服务形式，在医疗语境下，咨询服务通常会对患者的临床治疗产生互补、协同的作用，共同达成改善患者健康的统一结果。参与咨询的工作人员不一定是一位专职的咨询员，也可以是负责治疗的医生、负责护理的护士、兼任其他服务的同伴。平等友善、保持尊重的双向沟通是咨询服务的基本原则，在此基础上，我们应思考咨询工作主要为了解决什么问题或达到什么目的，因此，在现实情况下，患者关怀咨询服务应不拘形式，针对需求选择相应的咨询渠道和方式。这里有几种常用的咨询服务方法(图 2-4)：

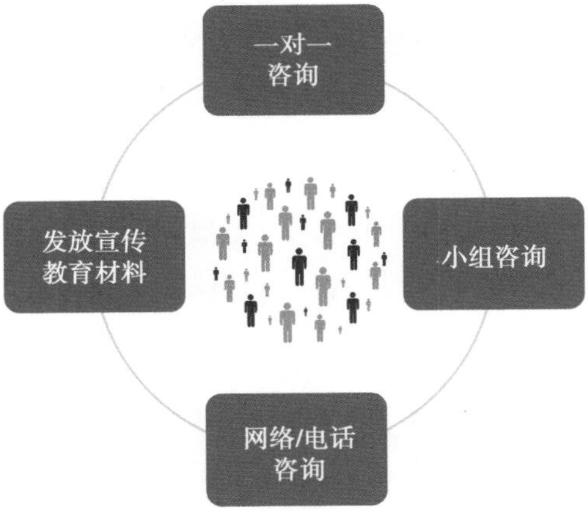

图 2-4 常用的咨询服务方法

(1) 一对一咨询

一对一咨询是最常见、也非常有效的一种咨询服务形式。医务人员和患者通常在一个私密 / 半私密的空间内进行一对一的谈话。

谈话的内容可以包括健康知识的宣传教育、诊断结果的告知、个人情况的评估等。它的特点是具有较高的私密性，咨询员可以通过除了语言外的其他信息，例如患者非语言的行为，加深对患者的了解和判断，同时由于咨询员仅需要和一位患者交流，可以把注意力更集中地放在这位患者的身上，从而达到更好的咨询效果。

一对一咨询也有自己的缺点，例如和小组咨询相比，它在每个患者身上投入的时间更多。如果不是第一次咨询，咨询员有时需要提前了解/随后记录这一位患者既往和本次咨询的重点内容。因为要面对面，一对一咨询最好和诊疗的一些步骤安排在同一天，避免患者需要专门为了接受咨询服务来到医院，花费非必要的金钱和时间成本。

(2) 小组咨询

小组咨询也是一种常见的咨询服务形式。一次小组咨询的听众人数应控制在十人以内，通常在一个开放的大房间内进行。选择小组咨询这种形式大致有两个方面的原因：

1）在医疗资源有限的地区，当地医务人员没有足够的人力和时间开展一对一的咨询，开展小组咨询可以成为一种有力的补充。

2）希望能够通过小组活动实现患者之间相互学习、相互帮助、相互影响的作用，从而分担以医务人员为主开展患者关怀工作的压力。

因为做不到保护患者的隐私，小组咨询的内容一般以单向的宣传教育，或者共同探讨不具有敏感性的问题为主。医务人员会提前根据参与本次小组咨询的患者的情况，设计小组咨询的主题及相应内容，也可以反过来，设计好主题和内容，再在患者中组织合适的对象参加。

在咨询开始前，要向参与的患者先行告知保密原则及可能存在的隐私泄露的风险，并获取口头的知情同意。咨询时，尽可能多地使用海报、幻灯片等辅助咨询的道具，加深患者的理解。

小组咨询通常很难做到一一答复患者的疑问，或临时根据患者的需求调整内容，因此不适合用于类似于结果告知、个人情况评估等的使用场景。一种常见的情形是在住院部设置循环主题的小组咨询会，邀请住院患者参加，每位患者需要在住院期间参加完所有主题的宣传教育活动。

(3) 线上咨询 / 电话咨询

咨询员和同伴都可以使用线上或电话咨询的方式和患者互动，医生在适宜的条件下也可以参与。线上或电话咨询的场景一般是医务人员在随访不方便到医院的患者，或者由患者主动发起。

它的优点是便捷快速、不需要到场，缺点是存在泄露隐私的风险，以及不能全面接收到患者除语言文字外的信息。使用“五七天地”的 QQ 群进行线上咨询，就不具有特殊敏感性的话题而言，具有进一步向其他患者实施宣传教育的功能。

(4) 印刷宣传品 / 网络宣传品 / 宣传短片

图像和视频具有快速传递信息、易于使教育程度较低的患者理解疾病相关信息的功能，除了在一对一咨询、小组咨询中穿插使用咨询工具图册、视频等加强理解的道具以外，咨询员也可以通过在线上线下向患者提供可以查阅、带走的图像、视频、海报、传单等的宣传品。印制完成后，本质上这并不需要医务人员的参与讲解，因此这样的宣传教育也可以说成本比较低。也由于没有医务人员参与，咨询员要慎用这种咨询手段以免患者对关键信息产生误解。这样的咨询手段更像是其他多种咨询形式的有益补充。

2.3.7 准备咨询关怀工具及咨询地点

(1) 准备咨询服务

在护理团队中指定有爱心、沟通能力强的护士作为耐多药结核病的咨询员。经过培训的咨询员将按照“耐多药结核病患者关怀标准步骤”开展诊前关怀，耐多药结核病诊断结果告知与咨询。咨询员也将利用患者决策分析工具帮助患者分析状况，做出有利于治疗的相关决定。针对每一位纳入治疗的耐多药结核病患者利用患者关怀工具“耐多药结核病基线咨询记录表”开展综合性的风险评估，了解影响患者治疗依从性的生理、心理、社会、经济能力等方面的有利或障碍因素，讨论能帮助患者克服困难，坚持治疗的办法。患者咨询的质控可参考“耐多药结核病患者关怀标准步骤”与“咨询服务质量评估清单”。

各点经过培训的护士咨询员及/或同伴人员将在耐多药患者确诊、上药以及接下治疗全程中都对其开展治疗教育与咨询。耐多药结核病关怀服务项目已经开发了一系列印刷制品及电子形式的咨询工具，包括：海报、咨询工具画册、患者决策分析工具、折页及视听教育材料，并且经过测试改良了这些咨询工具，应当可以直接投入使用。利用咨询关怀工具开展咨询的形式包括：主题小组活动、一对一、面对面的宣传教育与咨询、通过“五七天地”的网络交流平台（如微信群、QQ群）开展在线咨询。定点医院要为以上咨询服务提供具有私密性的咨询室、供小组活动的室外或室内场地、线上教育使用的电脑等。

耐多药结核病定点医院的个案管理人员在评估患者实际需求的基础上提供相关的支持，确保出院患者仍然能够获及相应的医疗服务。对于能够定期返回该医院复查与治疗的患者，医院将继续提供后续的治疗服务；对于只能在居住地接受治疗的患者，需要通过与当地疾控中心协调落实一家交通便利的社区医疗服务机构提供每日的注射治疗服务，并接受当地社区结核专干的督导。个案管理员可酌情对存在治疗依从性风险高的患者开展家访。对于离项目点较远的耐多药患者，可根据当地的惠民政策为患者提供交通补助。针对定期复诊的耐多药结核病患者，设立绿色通道，快速检查，快速就诊。

(2) 感染控制

耐多药结核病定点医院应贯彻落实严格的感染控制措施，包括普通结核病患者与耐药结核病患者、痰菌菌阴和菌阳患者的分诊、分开安置与隔离。门诊与住院部与耐多药结核病患者或疑似患者接触的医务人员及同伴教员均采取普遍防护的措施，统一配戴口罩。医务人员对感染控制措施所表现出来的态度与做法，对到医院就诊的患者来说会有示范作用。

2.3.8 工作人员能力建设

工作人员的能力建设是一个循序渐进的过程，需要接受能力建设的工作人员主要是直接对耐多药结核病患者提供服务的医生、咨询员和同伴教育人员。能力建设的形式可根据各地能提供的资源决定，比如有多少经费、有多少师资、有多少学员、有多少组织者、学员可投入能力建设的时间要求、学员和教育地点的交通便利程度等。

能力建设常用的手段或方法有：长期培训班，例如长达 4~5 天的、面向要从头开始学习咨询的咨询员；短期培训班，用于强化复习已经培训过的咨询知识、医学知识，答疑解难、讨论案例；案例研论班，侧重于培训所学的方法、技巧、知识在典型或疑难案例上的运用；以及实习带教，可以采取“督导往下走”或“学员往上走”的形式，让导师和学员在同一个地点工作，让学员能够观察学习导师工作的现场经验。

一般来说，在课堂式的学习之后，必须辅之以反复多次的跟进培训、案例讨论、带教实习等活动，才能够真正培养出能够独当一面的耐多药结核病医生、咨询员和同伴教育员。培训班最好能请部门主管参加培训，这样一旦领导理解了患者关怀的理念，咨询员就能获得行政上的支持。

在咨询培训中，常见的培训主题内容包括关怀服务框架（关怀服务要素及干预活动)、患者诊断、纳入治疗、患者治疗依从性风险评估和患者的个人应对计划、全疗程治疗依从性咨询的策略及技能、如何使用耐多药个案管理系统开展患者个案管理及服务质量控制。

工作人员的能力建设除了培训之外,更重要的是学员在实践过程中不断总结经验教训才能精进。因此,学员培训返回工作岗位后应建立实践后反馈、定期总结或内部督导的工作机制,利用“咨询服务质量评估清单”作为评估工具来掌握能力提升的方向。

(1) 耐多药结核病患者关怀咨询员

耐多药结核病患者关怀咨询员是指接受过耐多药结核病关怀与咨询培训的专业人员,将为耐多药结核病患者提供相应的咨询、与患者共同制订其耐多药结核病的治疗康复计划并确保患者能按计划完成所需的检查,达到预定的各项目标。同时还负责医生、医疗小组及患者之间的及时协调与沟通。建议耐多药结核病患者关怀咨询员最好由护理人员来担任,在没有条件的地方也可以考虑由医生和有经验的结核病或耐多药结核病同伴教育人员共同担任。

耐多药结核病患者关怀咨询员的工作职责,主要分为公共卫生职责和医疗卫生职责。公共卫生职责是指关怀咨询员以提供医疗关怀服务为手段,提高患者开展感染控制的意识与技能,降低将疾病传染给他人的风险;医疗卫生职责是指督促患者按时随访,提高服药依从性,确保患者获得药物治疗的最大利益。

在耐多药结核病患者从基层疾控中心或其他医疗单位转介过来后的治疗动员到常规随访的各个环节,关怀咨询员起着重要的作用,为患者提供及时的行为改变咨询、健康教育、转介服务,让患者得到持续、专业的健康指导,从而增进患者服药依从性,有效降低其危险行为。同时,关怀咨询员积极开展患者的密切接触者的筛查动员,从而发现更多患者并将其纳入治疗与随访管理。

(2) 耐多药结核病患者临床医生

临床医生根据患者的实际需求提供科学规范的诊断与治疗服务是患者关怀的具体体现，也是保障患者治疗依从性的重要前提。耐多药结核病定点医院应成立多学科的医疗团队，指定专人接诊耐多药结核病患者。临床医生应从流行病学、细菌学、分子生物学、药理学等角度全面掌握结核病的起源与诊断，耐药结核病的产生、传播、诊断与治疗，在提升医务人员的临床管理能力的同时，也应促进临床医生参与患者关怀活动，并加强与疾控中心和社区在患者管理各个环节的协作。

(3) 耐多药结核病患者同伴教员

在针对耐多药结核病患者的各项关怀服务中，同伴支持是一个十分重要的部分，相同的经历让患者在治疗依从性支持上更愿意听取同伴给的意见和建议。“五七天地”是中国第一个由耐多药结核病患者自己组建，并命名的患者相互支持和提供关怀服务的小组。“五七”是不欺不弃的数字谐音，它的含义是：真诚服务，不欺骗；坚持服药，不放弃。各地应该根据实际情况，挑选合适的患者特别是治愈的患者组建患者同伴小组，对于同伴的培训应包括结核病及耐药结核病的基本知识、耐多药患者关怀服务的介绍、同伴工作人员的职责分工、群空间的利用、管理和维护、分享各省“五七天地”关怀服务的经验、“五七天地”群内经常讨论的话题、关键话题的应对、网络咨询的小技巧与方法等。

2.4 实施耐多药结核病患者关怀服务

耐多药结核病咨询员在转介、告知、动员治疗、治疗管理、社区随访等各个环节发挥不同的作用，让患者得到持续、专业的健康指导，增进患者的治疗质量、提高康复水平。根据咨询员工作的主要环节，我们把耐多药结核病关怀服务具体分为以下五个步骤：

步骤一：建立咨询关系并开展诊前关怀

- 建立良好的咨询关系
- 介绍结核病及耐药结核病的基本知识
- 讲解并演示正确佩戴口罩等感染控制措施
- 介绍诊断方法、正确留痰的步骤

步骤二：告知确诊结果

- 耐多药结核病的诊断及诊断结果意义
- 耐多药结核病的治疗方法和相关政策
- 初步评估患者的治疗意愿
- 动员密切接触者筛查

步骤三：治疗前准备

- 再次确认患者的治疗意愿
- 上药前的综合评估
- 帮助患者设定短期和长期治疗目标
- 帮助患者认识药物、服药方法及存贮方法
- 帮助患者制订合理的服药计划
- 介绍可能出现的不良反应及应对
- 介绍必要的治疗监测内容

步骤四：出院前的跟进与准备

- 治疗信心的强化
- 帮助患者明确后续治疗安排和感染控制的措施
- 回顾治疗依从性高危风险行为及应对
- 确立短期目标
- 提高治疗依从性的方法和技能

步骤五：复诊及社区随访管理

- 了解不良反应及处理办法
- 了解治疗计划执行情况
- 鼓励患者完成相关检查
- 综合评估其他情况
- 目标回顾与更新
- 取药后离开医院前的咨询

为了使新点的结核病咨询员能更好地理解与掌握以上五个步骤中的关怀咨询要点，本手册附上了云南与湖北两位耐多药结核病患者关怀咨询师资开展咨询员线上培训的视频资料，他们分步骤逐一讲解与分享了许多亲身实践经验。可以通过扫描以下二维码在线收看视频进行学习。

步骤一 建立咨询关系并开展诊前关怀

步骤二 告知确诊结果

步骤三 治疗前准备

步骤四 出院前的跟进与准备

步骤五 复诊及社区随访管理

2.4.1 步骤一：建立咨询关系并开展诊前关怀

诊前关怀是耐多药结核病咨询服务的第一步，在咨询中，咨询员会试着和患者建立友好、平等的咨询关系，为以后的多次咨询铺平道路。在咨询中帮助患者理解耐多药结核病的基本知识，如何做好感染控制和留痰以完成准确、有效的诊断。在步骤一使用“耐多药结核病咨询工具图册”辅助咨询。

（1）建立良好的咨询关系

区别于单向的宣传教育，咨询关系是咨询员与患者之间的相互关系，是一种平等助人、共同成长的关系。建立良好的咨询关系，是后续服务得以顺利进行的重要保障。咨询员应向患者表现自信的个人形象，用坦率和非批判性的态度和患者交流，认同、真诚和共情都有利于建立关系。可以从了解患者关注或担心的问题入手，倾听了解患者继往治疗史相关信息，安抚患者的情绪。第一次见到患者是良好咨询关系的重要起点，但这一关系也要通过将来多次非正式的交流来实现。

（2）介绍结核病与耐多药结核病的基本知识

让患者对结核病 / 耐多药结核病有基本的了解是患者咨询的重要内容，也是保证后续咨询效果的基础。部分患者可能已经对结核病知识有所了解，咨询员应该先评估患者对相关知识的了解程度，可以利用开放式的提问来了解这些信息。针对患者没有掌握或存在误区的部分，咨询员应熟练运用可视化的咨询交流工具（咨询工具图册、宣传视频等），通过互动式的交流帮助患者正确掌握。其中应该特别强调，不及早诊断与治疗结核病 / 耐多药结核病会对患者及其家庭造成哪些危害，并分享中国及当地结核病流行的基本信息，从而从基本上引起患者的重视，接下来的咨询环节中才更愿意倾听、提问及配合医务人员的工作。提示患者耐多药结核仍可治愈，增加患者的治疗信心。

（3）讲解并演示正确佩戴口罩等感染控制措施

首先要让患者清楚结核病是如何传播的，他们才能真正意识到戴口罩有什么意义。佩戴口罩属于所有结核病患者及其家属必须掌握的技能，其中包括如何选择合适的口罩、如何正确地佩戴、脱下和存放口罩。通过边讲解边示范的方式能够直观地帮助患者理解，演示完毕后请患者、家属正确示范一次使用口罩的步骤，从而确认对方理解掌握的程度。咨询员还必须认识到，现实生活中患者是无法做到随时随地都戴口罩，因此应教会患者一些有助于降低传播风险的方法，如咳嗽礼仪、开窗通风、痰处理等。

（4）介绍诊断方法，教会患者正确留痰的步骤

咨询员应该向患者通俗易懂地解释耐多药结核病的诊断方法（包括痰涂片、痰培养、传统药敏、分子生物学快速诊断方法）、收费价格、大致出结果的时间，这些信息有利于帮助患者在不同阶段选择最合适的检测方式。确保患者理解什么是痰、痰标本不同检查的结果的意义、怎样留取合格的痰标本、吐不出痰怎么办。只有让患者充分认识到做痰检的意义，他们才会认真配合留痰工作。有关留痰步骤的讲解，同样采取示范的方式进行（详见附件 3.7）。

基层开展的疑似耐多药结核病患者
诊前关怀与宣传教育

有许多患者是在市、县级的结核病定点医院诊治时，为了排查耐多药结核病而被要求留取痰样本做耐药检测。市、县级结核病定点医院除正常开展痰培养与传统药敏检测以外，应充分利用分子生物学技术（GeneXpert、熔解曲线、线性探针）开展结核病 / 耐多药结核病的快速诊断。医院应加强部门间（结核科 / 感染科与实验室）的协作，促进

留痰、送痰、检验、结果反馈的及时性，减少诊断环节的延迟。对于无法正常开展痰培养、传统药敏检测或分子生物学诊断的医院，应加强与当地疾病预防控制中心、耐多药结核病定点医院的及时沟通、合作与衔接，尽可能缩短送痰、检验、结果反馈环节中的拖延问题。

市、县级结核病定点医院的结核病医生应该向耐多药结核病疑似患者通俗易懂地解释耐多药结核病的诊断方法、留取合格痰样本的方法、大致出结果的时间。为了推动耐多药结核病的快速诊断，结核医生与疑似患者的谈话内容中除了讲耐多药结核病的传统诊断方法外，还应主动宣传介绍当地可以开展的分子生物学诊断方法、收费价格和出结果时间，供患者做选择。为减少疑似患者在等候检查结果的环节中出现脱失，结核医生还须让疑似患者理解，经确诊的耐多药结核病患者为什么一定要到耐多药结核病定点医院接受规范治疗。

小技巧 - 什么是开放式提问？

开放式提问是一种咨询技术，是指比较概括、广泛、范围较大的提问，对回答的内容不作严格地限制，给对方充分表达的余地。开放式提问的疑问词通常是“什么”“怎么”“为什么”等，允许对方给予较详细的反馈。

在这里，如需了解患者的结核病知识水平，可以使用的问题例如：“我知道你之前治疗过结核，你根据你的理解与我说一下，什么是结核病？结核病是怎么传播的？”等。

小技巧 - 使用“耐多药结核病咨询工具图册”辅助咨询

“耐多药结核病咨询工具图册”能够提升医患沟通的效率，是咨询员的好帮手。使用时，把图册图片较大的一侧面向患者，带文字的一侧面向咨询员。在文字要点的帮助下，咨询员可以在手指向患者侧的图片的同时讲解。首先询问患者从图中看到了什么，然后围绕着核心信息向患者提出问题，纠正其错误的认知，就其特别关心的问题展开讨论。沟通时，应尽量通俗易懂，避免使用生涩难懂的专业术语。

2.4.2 步骤二：告知确诊结果

告知确诊结果不仅仅是医生的工作，也是咨询员的工作。它不仅仅是简单地告诉患者诊断是阴性还是阳性。在诊断完成后，很多患者没有开始治疗，咨询员要分析其中的原因，对适合上药的那部分患者加强咨询、治疗动员，并且和确诊患者做好感染控制的准备。在步骤二中，可以使用“耐多药结核病咨询工具”中的图 04 作为患者治疗决策分析工具辅助咨询。

(1) 耐多药结核病的诊断及诊断结果的意义

根据医院的规范流程，医生和咨询员先后或同时进行诊断结果告知，之后由咨询员向患者提供咨询。应避免在有其他人的环境中告知，最好能在一个私密的房间内进行，这不仅能更好地保护好患者个人隐私，更能让患者有安全感，愿意将自己的真实情况讲出来，咨询时如要家属在场应事先征得患者的同意。咨询员应该与患者先回顾耐多药结核病的基本知识，确保患者在对耐多药结核病有一定了解的基础上，与其讨论耐多药结核病的确诊结果才会有效果。

在告知确诊结果前，应该与患者简要地回顾所采用的检测方法和过程是怎样的，尽力从细节上证明检测不存在错漏或疏忽，确诊结果是可信的。在此基础上，向患者解释耐多药结核病检测的结果，让患者明白这个结果到底意味着什么。在告知确诊结果的时候，患者可能受继往个人经历影响而出现困惑、失落、委屈、难过等负性情绪。咨询员应先处理患者情绪。患者情绪不能平复，咨询员接下来讲什么都可能听不进去。

（2）耐多药结核病的治疗方法和相关政策

通过知识回顾帮助患者体会到不及早治疗耐多药结核病会给个人及家庭造成哪些不好的影响。只有引起患者的足够重视，他们才愿意认真倾听医生、咨询员介绍耐多药结核病治疗知识及相关政策。在讲解治疗方法时，注意详细讲解什么是强化期和巩固期，明确“早期、联合、规律、适量、全程”的十字方针要点，强调在强化期和巩固期的复查间隔。在讲解相关政策时，向患者说明治疗和不治疗的区别，帮助估算治疗的费用，强调需要家庭的支持，以及报销政策及当地的医院帮扶。要想让患者做出治疗的决定，除了已经解答的“诊断结果是不是真的？”咨询员所提供的信息要能解答患者心中的另两个疑问：这个病能不能治得好？患者自己要出什么钱？

小技巧

问：患者问我“这个病能不能治得好”，我该如何回答？

答：实际上患者关注的这个问题是有一个前提，即如果我付出金钱，遵医嘱治疗，最终能不能治好。有结核医生告诉患者“50%的治愈率”，实际上另外50%中包含了死亡、失访、因治疗依从性不好而治疗失败的。这个数据听到患者耳中却可能成了“如果我按照医嘱坚持完疗程也只有50%的机会能治好。”这极有可能导致患者做出拒绝治疗的决定。

针对这个问题，咨询员应该向患者明确，耐多药结核病的治疗与普通结核病的治疗一样，经过全球临床试验验证过是有效的，世界卫生组织和国家都极力推荐，只要遵医嘱坚持治疗是可以治好的。咨询员可以有策略地将患者的关注点转换到治疗依从性的问题，即要让患者清楚，自己要怎样行动才能达到治愈耐多药结核病的目的。

问：该如何回答患者“治疗耐多药结核病要花多少钱”的问题？

答：咨询员不能简单地告诉患者，治疗耐多药结核病总的要花多少钱。患者通常想知道，治疗耐多药结核病有多少需要自己掏腰包，有没有更经济的选择。在解释治疗费用之前应确保患者已经理解科学规范的耐多药结核病治疗的基本信息，在这个基础上帮助患者估算一个大致的医疗花费，大概多少能通过医保政策或其他政策报销，最后患者才能估算出自己需要承担多少费用。

目前，在耐多药结核病治疗缺乏有力的费用减免政策的情况下，当患者听到治疗要花费几万甚至十几万元会被吓到，会觉得难以接受。咨询员应该让患者明白，并不需要一次性将整个疗程的费用准备好。讲解费用的时候可以试着将一笔庞大的金额平摊到每月或每日。每月 2 000~3 000 元医药费，在心理上更易被接受。

（3）初步评估患者的治疗意愿

在上药治疗之前，评估与强化确诊患者的治疗意愿对于治疗后维持患者的治疗依从性至关重要。在患者理解了结核病的基本知识和治疗相关信息、政策后，咨询员可以利用“耐多药结核病咨询工具”中的图 04 作为患者决策分析工具与患者讨论，不同的治疗抉择会给自己带来什么样的结果。不要着急让患者和家属立即做出决定，也不要代替患者做决定。患者在得知诊断结果后可能还需要一定的时间与空间去消化从医生和咨询员那里所获得的信息，与家人商量后才会做决定，故此环节有可能需要多次咨询后才能完成。在告知结果后，患者可能感到迷茫、犹豫不决。这时有相同治疗经历的病友或同伴教员的态度和行为可以对这些新患者产生积极的影响。因此，咨询员可以将同伴教员或对治疗态度积极的患者介绍给他们，由同伴教员跟进这些还比较犹豫的患者。

（4）动员密切接触者筛查

对于已确诊的患者来说，能够动员其密切接触者接受结核病筛查是很重要，但这建立在患者自愿的基础上。咨询员询问患者，有没有想过让家里人知道自己的病情，会向谁透露自己的病情，如果不想让家人知道，了解患者拒绝的原因。咨询员需要让患者意识到密切接触者筛查对患者有什么好处。咨询员如发现患者对于告知家人这件事面露难色，可以了解患者担心的问题，还可以与患者具体讨论一下如何告知家人自己得耐多药结核的事情，可以采用情景演练的方式模拟告知家人的过程，从而引导患者思考，在什么情况下通过什么方式将诊断结果告诉给家人，如果患者需要或在征得患者同意的前提下，咨询员可以协助告知家属与动员家属筛查结核的工作。如果患者还没有准备好，可暂缓密切接触者筛查的讨论，确保患者掌握必要的感染控制措施来保护自己及身边人。

基层送痰确诊患者的告知与治疗动员

有些确诊病例是从基层医疗机构送痰过来而被查出的，在确诊结果出来的时候，这部分患者并不在耐多药结核病定点医院，无法开展面对面的确诊结果告知。此时，咨询员应将确诊结果通知基层送检单位，由已经与患者建立起信任关系的首诊医生或社区医生来联系患者。

基层医生与确诊患者谈话的目的并不仅仅是将确诊结果告知患者，更重要的是动员与说服患者前往耐多药结核病定点医院，最好能面对面地进行。为了引起患者对治疗的足够重视，及早前往耐多药结核病定点医院就诊，基层医生应该向患者解释清楚三个方面的内容：

① 不及早治疗、不规范治疗对患者个人及家庭会有什么危害。

② 及早治疗对患者有什么好处。

③ 为什么非要到耐多药结核病定点医院就诊？为了提高沟通的有效性，基层医生可以利用“耐多药结核病咨询工具”中的图04作为患者治疗决策分析工具，图文并茂地向患者进行解释。基层医生应为确诊患者及早去定点医院就诊提供便利，如：提供定点医院的联系信息（详细地址、联系人及联系电话），如果能将定点医院的咨询员介绍给确诊患者，为咨询员能主动联系患者创造了先机。

基层医生通常是先通过电话联系患者，为了更好地保障患者隐私，未经确认通话对象是患者本人，请勿将患者的诊断信息告诉给对方，以免给患者造成负性的影响。

小技巧 -“心理纠结”患者的咨询

有两种患者会感到难于接受自己发展为耐药的事实。以下是供咨询员参考的应对办法：

棘手患者类型	结果告知应对方法
反复治疗多次，治疗失败而转为耐多药	• 咨询员应向患者表达认同：这（耐多药的诊断结果）的确是一件令人难以接受的事情 • 让患者宣泄自己所感受到的委屈、无助、绝望及愤怒 • 待患者心情稍为平静下来后，引导患者：

续表

棘手患者类型	结果告知应对方法
	– 找出上次治疗失败的原因 – 思考如何面对现在的情况，特别是可以有的不同选择以及每个选择所带来的好处和坏处 – 鼓励患者把握还有的治疗机会 – 为将要面对的治疗作准备
自述依从性较好，但治疗一段时间后转为耐药	方法跟前一种情况类似，但需要注意以下几点： ● 让患者明白，你十分理解患者在过去的治疗中一直都在努力 ● 让患者有足够的时间去宣泄心中的失落、委屈、难过。咨询员在认真倾听基础上表达共情 ● 当然最好能以同样遭遇的患者为例来说明，他 / 她并不是唯一一位有这样遭遇的人，不少人也有同样的经历 ● 让患者知道，只要他愿意，现在还是有机会把病治好的

小技巧 - **使用“耐多药结核病咨询工具”中图 04 作为患者治疗决策分析工具**

患者决策分析工具的讨论要点如下：

● 越早接受规范的抗结核治疗，治疗效果越好。此时结核菌生长旺盛、活跃，结核药对它们的杀灭效果越好；早期治疗时你的患病部位供血丰富，药物容易通过血液进入患病部位发挥功效。越早治疗，你身体的抵抗力较强，治愈的可能性最大。

● 强调及早和规范的治疗，病情控制相对容易，身体不适的情况会少些，需要住院治疗的情况会少些，从而在很大程度上节省了不必要的花销。反之，如果治疗不及时，你的病情得不到控制，你会将耐多药结核病传染给家人,这对于你的家庭来说无疑是雪上加霜,经济负担会倍增。

- 针对患者决策分析工具中出现的三条路径,应逐步讲清每一条路径的利弊,鼓励患者尽早治疗,但最终是否治疗应由患者自己做决定。

2.4.3 步骤三:治疗前准备

治疗前准备的内容比较多,应通过至少 2~3 次的咨询去完成。每次咨询内容不在多,而在于将内容讲透彻,能更好地触动患者在知识、态度、行为上的改变。在多次咨询中,确保完成对患者的综合评估、确认患者的治疗意愿、帮助患者制订生活目标、认识药物、确定服药计划、了解不良反应的区分和应对、了解必要的治疗监测。在步骤三中,使用"耐多药结核病基线咨询记录表","耐多药结核病咨询工具"中图 04 作为患者治疗决策分析工具辅助咨询,选择性使用"简易营养状况筛查表(MNA)""结核病患者情绪测量表(HAD)""社会支持评估工具"对部分患者进行评估。

(1) 再次确认患者的治疗意愿

患者在此时可能做出几种决定,对于综合考虑后决定不治疗的患者,咨询员应该询问对方做出这个决定的原因。如果患者说是因为经济困难,咨询员要多想一想患者这样表达的原因,部分患者其实是因为对耐多药结核病的治疗了解不充分,才以经济困难为理由拒绝治疗,咨询员可以回到之前的咨询步骤,重新动员患者加入治疗。再次确认患者的治疗意愿也符合在上一个步骤所说的,给患者思考的时间,不要帮患者做决定,因为只有经过患者自身深思熟虑作出的治疗决定,才能够保证好的治疗依从性,提高治疗成功的几率。

（2）上药前的综合评估

上药前，对患者开展综合性的治疗风险评估。咨询员需要深入了解涉及身体合并状况、营养状况、精神状况、社会支持、经济能力等诸多方面的问题，分析有哪些因素可能会阻碍或者有助于患者治疗的依从性，最后针对发现的问题与患者讨论解决方案，从而形成患者自己的治疗康复计划。有关风险评估的内容已经整合到了“耐多药结核病基线咨询记录表”中，咨询员可以利用基线咨询记录表开展评估。在步骤一和步骤二中与患者的咨询中可能已经发现了评估环节涉及的一些问题，咨询员应该及时将这些重要信息收集、记录到“基线咨询记录表”中。咨询员应熟悉“基线咨询记录表”中各版块中的评估内容，脑中对耐多药结核病患者普遍面临的风险因素有一个基本的框架，从而在咨询的过程中加强对风险因素的敏感性，在与患者的交流中迅速捕捉到有用的信息。

咨询员应该在医生团队讨论确定耐多药结核病患者的治疗方案前完成对患者的综合评估，及时发现患者可能存在的，与治疗依从性相关的风险因素，为医生确定合理的治疗方案提供参考意见。如针对经济困难的患者，医生在可用的有效治疗方案当中选择费用较低，患者有经济能力坚持完成疗程的方案；患者存在一些合并状况（感染HIV、糖尿病、肝病、怀孕、有精神问题或心理抑郁），医生在药物的使用上会做相应调整。

1）生理评估：在患者开始抗结核治疗前，耐多药结核病医疗团队应该全面了解患者现阶段的身体健康情况，特别是可能影响患者康复的合并症或合并状况，例如体重、营养状况、慢性病（艾滋病、糖尿病等）、怀孕与妊娠（育龄妇女）、影响治疗依从性的精神或身体缺陷问题、当前患者使用药物的情况、既往病史、吸烟/饮酒/吸毒行为等。这些通常结核医生在询问病史时会详细评估，但因为交谈时间有限等原因,患者当时可能并未将自己的情况表述清楚。咨询员在本环节评估中发现上述情况,应及时反馈给医生,以便医生能为患者制订出适宜的治疗方案或实施转介。

2）**心理评估**:咨询员在了解到患者存在的心理问题或困惑的同时,应找出会影响治疗依从性的心理因素,并通过咨询与患者讨论能解决问题的办法,从而尽可能从根本上缓解患者的心理压力。一般情况下,患者存在的紧张、焦虑、抑郁等情绪通过咨询员与患者一起分析问题、解决问题的过程后就能够缓解。有少数患者经过常规的心理干预后仍然无法消除心理症状,甚至引发神经精神障碍性疾病的,经临床医生及咨询员综合评估需要进一步接受专业精神健康治疗的患者,医护人员可转介至心理健康服务专业机构。

3）**社会支持系统评估**:成功的抗结核治疗离不开社会支持,患者良好的治疗依从性和其支持环境分不开,家人朋友知道患者的感染情况,没有歧视的社区环境,稳定的工作,相关政策支持都有助于患者服药依从性的提高。社会支持评估通常从两个方面来入手:一是了解患者家庭和朋友情况,例如和谁住在一起,家里几个人,谁和患者关系最好,谁知道患者感染耐多药结核病的情况、家里的经济来源主要靠谁,谁在家里说话算数、这个人和患者关系如何;二是关注患者的经济情况,例如患者是否工作,是一份什么样的工作,收入怎么样,看病治疗费用自己是否可以支付。有哪些机构或社会组织可以为患者提供相应的帮助和支持。

4）**经济能力评估**:在上药这个阶段,患者经济压力的问题并不凸显,因为此时住院有医保报销或者患者家庭还有一定的积蓄,对于患者来说此时最需要通过有效的治疗来减轻病痛,“先治着看”的心态较为强烈,对治疗期间的经济问题会缺乏长远合理的规划。开展经济能力评估的关键并不在于患者必须将自己较为隐私的收入状况告诉给咨询员，而是让患者在充分知情的情况下，自我能够判断因结核病治疗给个人或家庭经济造成怎样的影响。为此，咨询员应该帮助患者了解整个疗程中相关治疗费用，治病会给自己的收入和开销造成什么影响。在此基础上，患者才会考虑如何减少不必要的开支。开展经济能力评估，咨询员应避免为了向患者表达善意而采用一些诱导性的提问方式而使患者有错误的期待，导致评估偏差（见小技巧 - 避免使用诱导性的评估方式）。

（3）帮助患者设定短期和长期治疗目标

每天服药、定期复诊直至疗程结束并不是一件容易的事，为此耐多药结核病患者需要对治疗充满信心和动力。通过患者咨询可以梳理与调动为患者所用的内在资源，最终将知识付诸行动，从而实现日复一日的治疗依从性。

1）长期目标：这是患者坚持完成治疗的动力来源。它可能是患者的人生意愿，也可能是患者最在乎的人。在咨询过程中要善于发现和利用这些点来激励和强化患者对治疗的决心。

2）短期目标：设定短期，具体明确，小的治疗目标有助于树立和维持患者对治疗的信心。将长远的，大的目标分解成短期内可实现的小目标，能够提升患者对治疗的自我效能。当短期目标实现的时候，患者可以实实在在感受到自己的进步，从而增强对治疗的信心。

（4）帮助患者认识药物、服用方法及存贮方法

1）进一步强化治疗依从性的意义与原理：咨询员从患者上药治疗开始就应帮助其树立科学规范治疗、保持良好治疗依从性的意识，因此要利用好咨询工具，详细解释清楚抗结核治疗的原则：联合、足量、按时、规律、全程。咨询员可以借此进一步强化患者的治疗意愿，体会治疗依从性不好会给患者带来怎样的严重后果。对于许多有复治经历的耐多药结核病患者来说，咨询员通过与患者回顾服药

史来认真分析出可能影响治疗依从性的因素。

2）认识药物及贮存药物：患者开始重视服药依从性之后，咨询员就可以与其讨论所服用的抗结核治疗药物的种类、名称和用量，并现场展示药品包装和药片，鼓励患者复述一遍药物的名称和用量。讨论服药的剂量和时间间隔，说明服药期间有没有食物摄入的限制等。咨询员应与患者重点解释顿服的含义及其重要性。咨询员还应该让患者知道如何保存抗结核治疗的药品。在刚开始上药治疗的一、两周内，咨询员或管床护士可以在患者该吃药的时候试着自己分药。同伴教员也可以协助开展住院患者的直接面视下的督导服药。

（5）帮助患者制订合理的服药计划

耐多药结核病患者在漫长的诊疗过程中常常面临来自工作、生活方面的挑战。咨询员在患者上药治疗时应该与患者共同讨论有可能遇到的困难和应对策略，制订出一套适合自己的个体化服药计划，尽可能确保患者保持良好的依从性。启动抗结核治疗的时候，患者大多还在住院治疗，每日分药、服药由医院统一管理，比较规律，但是患者出院后的每日生活作息与在医院截然不同，因此咨询员需要与患者一起根据居家作息时间确定最适宜的服药时间表，从而形成可长期坚持的服药习惯。

在协助患者制订个人的服药计划时，咨询员需要与患者讨论能避免或减少漏服药的方法。这里，需要使患者能够区分情形，从而选择不同的应对方法：

1）到吃药的时间却忘记了服药：设置闹钟提醒、在家中显眼的地方张贴提醒标签、请十分关心自己的家人或朋友提醒自己服药。

2）自己不确定是否吃过药：当患者不确定自己是否已经吃过药，如果毫不理会，有可能真发生漏服药的情况，如果补服，也有可能因用药过量而加重药物不良反应。咨询员可以让患者尝试以下的方法进行确认:①养成每次服药后在服药卡或挂历上做记号的习惯,不确定时就看一下记录;②利用便携式药盒做为服药管理的工具。将未来一天或几天内要服用的药物分好放置到便携式药盒的方格中,每次吃药都从药盒中取,记忆模糊的时候查看药盒就知道有没有漏服。

(6) 介绍可能出现的不良反应及应对

抗结核治疗药物的不良反应是许多患者放弃治疗的原因之一。咨询员应该在全面激发了患者的治疗意愿和决心的前提下,再与患者一起讨论"是药三分毒"的问题。上药时介绍药物不良反应是为了使患者对即将可能发生的身体反应有一定的心理准备。咨询员应该强调:

1) 不是所有的患者都会发生药物不良反应,也不是每一位患者都会经历全部的药物不良反应,药物不良反应在每一位患者身上的具体表现也不尽相同,有轻重之分,有时间长短之别;

2) 服用二线抗结核药物可能会出现比一线药物更多或更严重的不良反应,定期复查有助于及时发现问题,及早处理;

3) 有些不良反应是在服药后很快就能感受到的,而另外一些则会在服药后慢慢才出现,患者不易察觉,这需要患者定期复查,及早发现,及时处理;

4) 当出现身体不适时,请及时联系结核医生,不要擅自停药或减药,否则会影响疗效甚至导致更严重的耐药。如果出现的不良反应已影响到日常活动,应尽快到定点医院就诊。一般轻微或短暂的不适,如果不影响正常的日常活动,则不需要治疗,在身体适应药物以后会逐渐消失或缓解。有些不良反应,不会对身体造成伤害,治疗结束以后会逐渐恢复正常。

有关详细的药物不良反应的咨询,咨询员应该使用"耐多药结核病咨询工具"和"抗结核治疗用药后的不适症状及处理图册",与患者讨论什么样的不良反应可以在家中处理，什么样的不良反应一定要及时来看医生。强调医生可以通过医疗手段来减轻药物不良反应。在此环节中，有关严重的不良反应的介绍旨在引起患者的重视，让其有一定的心理准备，但如果过分地强调，反而会加重患者的心理负担，甚至动摇患者的治疗意愿。

（7）介绍必要的治疗监测内容

从耐多药结核病患者的角度来说，耐多药结核的治疗的开支较大，想避免或节省一些“不必要”的开支，其中包括治疗期间的一些不必要的检查项目。在上药咨询的环节，咨询员要让患者明白治疗监测的重要性，并愿意配合接受一些必要的检查。通常，咨询员在完成了药物不良反应的咨询后再与患者讨论治疗监测的话题，更容易被患者接受。此环节中的讨论要点包括：

1）通过定期复查，医生能够监测患者的治疗效果，也能及时发现并处理药物不良反应。

2）至少强化期每个月、巩固期每两个月需要进行复查。

3）痰检是每次复查的必检项目，这是为了解经过治疗后患者的身体内还有没有结核菌。

4）X 线胸片强化期每三个月复查一次，巩固期每六个月复查一次，这是为了解经过治疗后患病部位是否有所改变。

5）复查时，医生还会根据患者服用的药物和身体情况，要求患者做一些其他检查，包括抽血检测肝功能、肾功能、血常规、电解质、甲状腺功能等，这样才能及时发现药物是否对身体造成了损伤。某些抗结核药还可能会损伤耳朵、眼睛、心脏等器官，所以定期监测听力、视力、心电图十分必要。

6）为节省复诊时的等候时间，请按预约时间就诊。

小技巧 - 使用量表筛查特殊患者

涉及营养、精神状况和社会支持评估的内容，可以利用“简易营养状况筛查表”“结核病患者情绪测量表”“社会支持评估工具”等量化评估工具协助进行。利用这些工具可以收集患者上药治疗时的基线数据，为后续的患者关怀提供依据。使用这些筛查工具开展评估的根本目的还是在于帮助患者发现问题，从而采取相应的措施。因此，这些量化评估工具的使用应结合到与患者的咨询交流中去。并不是每一名患者都需要进行营养状况筛查和测量情绪，咨询员应该根据自己的经验去判断对谁进行筛查。

小技巧 - 避免使用诱导性的评估方式

在咨询中，避免使用诱导性的评估方式，参见下面的例子：

诱导性的评估方式 ✕	适宜的评估方式 ✓
“接下来我们想对你做一下经济方面的评估，看看接下来的治疗中你会不会有什么困难。如果有，我们会想办法替你申请救助或费用减免。你家的经济困难吗？” “我们目前有一个结核病患者应急基金的关怀项目，我们想对你做一个经济评估。如果符合条件还可以获得资助。”	“刚才我们已经算了一笔经济账，说了一下接下来两年的治疗中你需要每月自付大约 ×××× 元。我们希望，患者一旦开始治疗，就能坚持完成整个疗程。你能说一下，要坚持治疗，你和家人在经济方面是怎么打算的？”

小技巧 - 病案讨论会

患者在上药治疗前,定点医院应该召开方案讨论会。由耐多药结核病患者关怀团队,包括医生、咨询员,一起对新患者的综合情况进行评估分析。咨询员需要在讨论会召开前完成上药前的评估活动,并在病案讨论会上将包括治疗依从性风险在内的评估结果反馈给医生团队,帮助医生确定一个有利于患者坚持治疗的治疗方案。

2.4.4 步骤四:出院前的跟进与准备

患者出院后,不再像在住院期间那样便于做服药管理,可能因为症状缓解、找不到注射地点、无法应对不良反应、经济因素等原因而停药,疾控中心和医院发现此类问题时一般为时已晚,因此在出院前做好咨询会很大程度上影响患者的依从性,对患者的最终治疗结果非常重要。这次咨询覆盖的内容虽然与治疗前准备相接近,但是侧重点不尽相同。主要目的有强化治疗信心、帮助患者明确出院后的治疗安排和感控措施,回顾治疗依从性风险行为及强化治疗依从性、设定生活目标等。我们可以继续用之前已经使用过的咨询工具辅助咨询。

(1) 治疗信心的强化

出院前由于患者已经经历了一个阶段的治疗,有效的方案会让患者的身体产生一些变化,比如症状减轻、痰检转阴,这些都将成为强化患者治疗信心的辅助手段,咨询员在开始出院前咨询时,要先研读患者近期的检测结果,看看这些结果是否反映出治疗有效性,也要关注患者的症状是否减轻。

见到患者后，咨询员首先肯定患者对治疗的坚持，然后向患者澄清近期的治疗是有效的，告知患者如果继续坚持，成功的可能性是很大的。咨询员还可以跟患者一起分析他在住院期间的一些行为，和患者一起探讨出院以后和在住院期间遇到问题不同的解决方式。

（2）帮助患者明确后续治疗安排和感染控制的措施

确认患者了解治疗时间和复查日期，根据患者已经上药的个体化信息，明确这一个患者到了治疗的哪一个阶段，接下来还需要继续完成的治疗、复查检测是如何安排的，有哪些注意事项，可以细化到具体的日期并且错开节假日，在这里可以把患者的复查时间适当提前 5~7 天，确保患者的实际复查日期不要晚于计划，建议一个完整、及时的复查计划也有利于帮助患者建立依从性的仪式感，从而也同时提高患者在服药等方面的依从性。患者在出院前就通过疾控中心帮忙联系好出院后打针的地点，让社区的注射地点有所准备，这样可以保证患者治疗的连续性。

出院后，患者的环境由医院转变为在家里，感染控制的方式也会有变化，根据患者个体化的情况和生活环境，和他一起讨论居家感染控制的方法，确保患者理解、掌握了例如痰液处理等技能。如果涉及配制消毒液等较为复杂的操作，让患者在离院前就模拟练习过这些操作。

在有条件的地区，耐多药结核病患者在出院前最好与负责后续随访管理的社区结核专干见上一面，提前沟通，有助于拉近患者与社区医疗卫生服务机构之间的关系，建立初步的信任，便于后期社区对患者的随访跟进。

（3）回顾治疗依从性高危风险行为及应对

咨询员在治疗前准备中已经使用过相应的工具对患者在营养、心理、情绪及合并状况等方面进行过评估和干预，因为患者的情况是在实时变化的，所以在这里我们要再次针对患者的个体情况进行调整或强化。在心理和情绪角度，患者出院后要面临的环境和住院期间不同，因此又会产生一些新的挑战。从并发状况来看，例如抽烟、喝酒、糖尿病患者血糖控制、育龄女性的避孕等，如果还没有处理好，要做进一步的解决和巩固。为使患者在出院后在遇到难题时得到及时的帮助，应确保患者已经掌握了可获取信息或求询的渠道，如电话或网络咨询等。

（4）确定短期目标

治愈耐多药结核病的过程是很长的，如果把目标定为两年，对患者的激励效果就会比较差，患者可能觉得遥不可及。所以我们把这个大目标分解成一些小目标，让患者比较好管理这些目标。例如咨询员想帮助患者戒烟，可以先试着把抽烟的数量减少，而不是要求患者直接停止抽烟；如果想帮患者加餐，可以让患者每餐多增加少量食物。这样的目标既清晰、又容易达到，患者自己也认可，达到之后就会对患者的积极性有正向的促进。

（5）提高治疗依从性的方法和技能

服药方法是出院前咨询的重中之重，很多患者虽然以前听过，但药物是由医护人员准备的，出院后，患者需要自己独立准备药物，因此在这里向患者重申服药的方法，让患者明确地解释药物的名称、剂量、服用方式（口服 / 注射）、频率和时间（图 2-5）。根据患者的生活习惯，制订可行的服药时间表。同时，和患者共同探讨其回家后计划使用哪些方法来加强用药的依从性，这些方式是因人而异的，尽可能符合患者自己的情况，常用的一些办法参见步骤三帮助患者制订合理的服药计划部分。在之前咨询员已经帮助患者联系好了后续打针的地点，在这里确认患者知道注射的地址和联系人，同时提醒患者社区人多密集，出于感染控制的目的，去之前和社区医院先做电话预约。由于患者已经经历过药物的不良反应，咨询员可以核实患者是否已

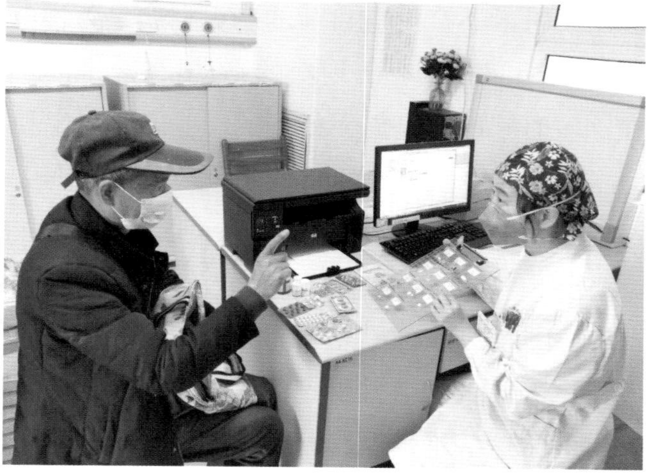

图 2-5 出院前咨询服药方法

经有能力识别不良反应的严重程度，以及是否知道如何应对处理，同时给予患者一些鼓励。

2.4.5 步骤五：复诊及社区随访管理

有一些定点医院会把出院前的咨询工作和出院后的咨询工作分开，这样患者经过一段时间的治疗回到医院以后，新接手负责复诊的咨询员就需要花费一些精力和时间与之重新建立良好的咨询关系。为了避免让患者觉得咨询员只关心他的服药情况，可以从类似"最近怎么样？"的开放式问题开始咨询。咨询员也可以先看看患者的基本情况，例如体重有无增加，让患者感受到关心。在复诊咨询中，基于患者出院后的情况探讨治疗服药、不良反应、检查完成情况，并评估患者目前的其他情况。在步骤五中，使用"耐多药结核病复诊咨询记录表"与"耐多药结核病患者咨询跟进记录表"辅助咨询。

(1) 了解不良反应及处理办法

针对不良反应的咨询可以在患者出院前出现情况的基础上进

行，例如之前出现过的不良反应目前的严重程度是怎样的，有没有改善，患者回家服药期间有没有出现新的不良反应。针对出现的不良反应，患者在这段时间内都是如何处理的。考虑到医生和患者对“不良反应”的认知可能存在差异，可询问患者“在家中服药身体有没有出现一些异于寻常的反应”，这样有助于咨询员发现一些被忽略的重要细节。

对于轻微的不良反应，鼓励患者坚持服药，对不良反应继续做一些处理；对于严重的不良反应，由医生做出处理。同伴的介入在这个阶段尤为重要，对于这些不良反应，同伴教育员或其他耐多药结核病友比咨询员更能感同身受，因此，他们应对不良反应的成功经验和共情比咨询员更有价值。

(2) 了解治疗计划执行情况

基于上一次的痰培养结果，和患者一起讨论服药的情况、注射的执行情况，在这里多使用开放式的提问技巧，如：“你能不能说一说在家里是怎么服药的”，让患者多讲述比较详细具体的服药经验。讲述过程中，让患者复述药物的名称、剂量、频率、时间，如果发现有漏服、错服，针对这一具体的事件展开讨论，讨论是否需要补服，以及将来如何避免类似情况的再发生。建议耐多药结核病患者的服药方式是一次性集中服药，这样治疗的效果会比分成一天多次服用要好。

(3) 鼓励患者完成相关检查

基于上一次的痰培养结果，分析患者上一次痰检的结果。如果患者的依从性不好，但是出现了涂阴培阴的结果，咨询员要考虑到可能的假阴性的结果。如果出现了涂阴培阳的结果，可能是因为涂片的灵敏度不够的问题，也可能是实验室检测不准确、痰的质量不好。如果出现了涂阳培阴的结果，可能是因为涂片上看到的都是死菌，排出的菌都是已经被杀死了，因此培养不出来。

一些患者会自行选择自己觉得重要的检查去做，而不依照耐多药结核病治疗的规范和医生的医嘱，咨询员应该向患者强调每一项检查都是和患者的身体健康相关的，完善这些检查也会保障患者下一步治疗的安全性。最后，和患者共同确认患者留取的痰标本质量是否合格，量是否足够。

有些患者经过治疗，越来越难以留下高质量的痰标本，这时就需要咨询员提供专业的辅助去帮助患者留痰，也可以尝试为患者提供痰杯，鼓励患者在家中留取晨痰，然后复诊时带来，这样不仅可加大留取合格痰的可能性，还可以节省在医院为留取合格痰而逗留的时间。

（4）综合评估其他情况

基于治疗前、出院前咨询的记录，咨询员要关注患者既往评估中发现过的问题，跟进了解患者目前的情况。随着治疗的继续，患者家庭所面临的经济压力可能会突显出来，或者随着身体状况的改善，患者开始逐步恢复以往的日常工作、学习与社会生活，有可能会面临一些艰难的抉择，从而影响到正常的治疗。因此，咨询员应多留意患者的情绪变化或生活上发生的变化，根据需要对治疗意愿、情绪状况、合并状况、社会支持体系、居住情况、经济情况、营养情况、就业情况等再次进行评估。

需要注意的是，并不是之前治疗依从性好的患者，以后就不会碰到问题。咨询员不需要在这个阶段重新进行完整的、全面的评估，而是集中关注患者既往的情况与最新情况开展咨询。对患者带来的新问题，可以使用一些咨询工具和患者一起重温耐多药结核病的相关知识。咨询员要避免立即直接提供结论给患者，而是注意倾听，引导患者找到最适合他自己的解决办法，咨询员在此基础上给予一些建议。

（5）目标回顾与更新

回顾上一个阶段的短期目标完成情况，如果已经完成，应采取鼓励和肯定的方式让患者看到自己的进步或积极的变化，从而激励患者保持良好的治疗依从性。和患者共同探讨及更新这个短期目标，作为下一次复诊前需要达成的目标。

（6）取药后离开医院前的咨询

确认患者的治疗方案是否发生调整。如果患者的治疗方案在此次复诊时发生了调整，咨询员要重新帮助患者学习所有药物的名称、剂量、频率、时间，和患者共同重新制订服药计划、提高服药依从性的计划。

门诊治疗阶段患者的关怀策略

耐多药结核病患者在医院上药治疗出院后，通常采取在居住社区治疗，定期复诊的方式，因此，在后续治疗的大部分时间内并不在医院。为了确保患者能够及时妥善地应对治疗中出现的问题，仅靠每次复诊时的咨询来解决问题是不够的，有时可能发现问题已为时过晚，因此，在复诊日间隔的时间段内，县级疾控中心、乡村级结核专干应按国家要求每月对耐多药结核病患者进行电话和面对面随访。随访前与随访后及时掌握或与定点医院沟通需要跟进患者的具体事宜，从而确保对患者的持续性关怀及时到位。

定点医院的医生、咨询员和同伴咨询员在日常工作中也可以通过电话、网络平台向求助的已出院患者提供进一步的知识宣传教育、咨询和心理支持，最终将患者存在的治疗依从性风险消除于萌芽状态。

小技巧 - 常用于评估患者服药依从性的方法

评估了解患者用药依从性的情况是复诊患者咨询的重要内容,因为用药依从性的好坏直接影响着患者治疗的成败。评估患者服药依从性的方法很多,但各有优缺点,通常结合多种方法评估的结果才能较好地反映患者的真实情况。以下是一些简便易行,费用不高的办法:

(1) 评估服药依从性最简单的方法就是患者自诉。患者或其家庭督导员必须对所服用的药物、服用剂量、服用疗程、服用时间以及提醒按时服药的有效方法十分清楚。如果复诊患者对服药方法的描述有偏差,其服药依从性就值得怀疑。咨询员在听取复诊患者自诉中有可能会发现一些会影响患者服药依从性的蛛丝马迹,此时应顺藤摸瓜追问与核实患者实际的服药情况及具体方法。这种方法的不足之处在于患者自诉有可能高估了服药依从性的真实情况,更可能受患者的记忆力、社会期望值的影响而发生偏差。

(2) 患者复诊时或是在对患者进行社区随访时现场统计剩余药量是简单易行的方法,但是可信度有限,缺失的药品并不一定就是被患者服用了。

(3) 观察患者服用某些抗结核药物后的临床表现,如果患者没有相对应的一些临床表现,或患者说没有什么不良反应,医生或咨询员需要保持警惕,患者有可能因害怕药物不良反应而没有服药或减量服药。

(4) 复诊体检中血、尿或唾液中药物或标记物会使尿液、粪便改变颜色,医生可据此分析患者是否用药。

(5) 评估患者是否存在忘记服药的风险因素,如:嗜酒或有使用毒品的行为、患有老年痴呆、健忘症或存在其他精神或心理状况。存在这些问题的患者，发生服药依从性低的风险较大，需要让这一类患者意识到，这些风险因素本身会对治疗产生影响，要找到从根本上消除风险的办法。

(6) 由专门的服药督导员实施的直接面视下的督导服药能够直接掌握患者服药的情况，可信度较高，但是对人力的投入较大，对于资源紧张的地区来说不太现实。这一方法可重点针对那些无法消除漏服药风险因素的患者。

小技巧 - 对无法治愈或暂时无法组成有效方案的患者提供姑息关怀

针对那些经诊断为无法治愈或暂时无法组成有效治疗方案的患者，各关怀工作点的结核咨询员要更为认真地开展宣教与咨询，耐心开导。对于目前无法继续开展抗结核治疗的患者，结核临床医生应对可能影响患者生活质量的病症进行评估，对症处理，以减轻病痛对患者的折磨。在征得患者同意的前提下，可对患者进行家访，帮助患者采取有效的居家感染控制措施，防止传染给家人，同时提供一定的社会心理支持。

对于暂时无法组成有效方案的患者，咨询员需要让患者清楚地认识到自己的病情及目前暂时无法组成有效方案的含义，应强调不能盲目服用抗结核药，等待新药组成有效方案才可以重新开始治疗，定期接受随访进行痰检和影像学检查并做好感染控制。

3

耐多药结核病患者关怀服务工具包

3.1 基线咨询、复诊咨询、跟进记录表

耐多药结核病基线咨询记录表

首次咨询日期	咨询员姓名

性别□男□女	年龄	联系电话
现住址		
户籍地址（□同上）		
紧急联系人（关系）		联系电话

1. 患者基本情况

文化程度 □研究生□大学□高中□初中□小学□文盲
婚姻状况 □未婚□已婚□离异□丧偶
居住情况 □与家人合住□独居□居住不稳定
就业情况 □工作稳定□工作不稳定□无工作

既往结核病治疗史				
治疗日期（年/月）	诊断	治疗方案（用药时间）	治疗转归	如果治疗不成功，主要原因

合并状况
• 是否吸烟？□目前吸烟□曾经吸烟□从未吸烟 • 是否饮酒？□经常饮酒□偶尔饮酒□不饮酒 • 合并症（如有，请注明是否在治） □HIV □糖尿病□慢性肝炎□哮喘 □肾病□药物/毒品依赖□其他：__________

2. 结核病基本知识

咨询要点	患者信息
• 结核病和耐多药结核病 • 肺结核的症状 • 潜伏结核感染与发病（动员密接者筛查） • 传播条件（患者、被感染者、环境） • 感染控制（管理措施、环境控制、密接者个人防护） • 查痰的重要性、提高留痰质量的方法 • 痰菌检查方法（涂片、培养、药敏、分子生物学耐药检测）	* 同住人中是否有高危人群（5岁以下儿童、60岁以上老年人、糖尿病患者、HIV感染者、或其他免疫力低下的人群）？ □是，具体哪些人： □否 * 是否进行了密接者筛查？ □是，筛查结果： □否，原因：
技能要点	
• 正确佩戴口罩（先讲患者，后讲密接者） • 咳嗽礼仪 • 居家痰液处理方法	

3. 治疗意愿

咨询要点	患者信息
● 耐多药结核病治疗 ● 定期复查的意义和检查项目 ● 治疗费用 ● 医保政策、社会救助	* 适用的医保及救助政策： * 是否需要其他经济援助□是□否 * 是否与疾控中心、社区建立转介关系 □是，管理社区名称： 联系人及电话： □否，联系疾控中心

4. 心理、生理及社会支持体系

咨询要点	患者信息
● 使用**社会支持工具**进行测评，分析可利用的社会支持体系 ● 需要关注的社会支持问题包括： – 独居、居无定所、或居住地距离就诊点交通不便 – 外出打工、或工作时间不规律 / 频繁出差 – 承担主要的家务（照顾老人或子女） – 家属对其患病情况不知情、或缺乏家属的关心与支持	* 家属是否参与过咨询？ □是，具体哪些人： □否 * 是否加入五七天地□是□否 * 社会支持情况：
● 营养对于结核病治疗的重要性 ● 测量体重、计算 BMI 值 ● 使用**营养状况筛查量表**进行测评，分析目前的营养状况	* 身高 /m= 体重 /kg= BMI = * 营养测评结果：
● 良好的情绪状态对于结核病治疗的影响 ● 使用**结核病患者情绪测量表**进行测评，分析目前的情绪状况	* 情绪测评结果：

5. 治疗计划

咨询要点	患者信息
● 治疗方案 ● 药物不良反应及处理 ● 住院期间 / 居家服药计划 ● 社区注射及督导服药 **技能要点** ● 认识药品、服药卡片 ● 制订合理的服药时间表 ● 制订治疗短期和长期目标	* 治疗方案(具体见下表): * 居家服药时间: * 社区注射地点是否落实 □是,注射地点: □否,联系疾控中心 * 患者是否愿意接受 DOT: □是,可提供 DOT 服务的人员及电话: □否

* 治疗方案

药物名称	剂量	每日服药次数

耐多药结核病复诊咨询记录表

咨询日期	咨询员姓名

咨询步骤	患者信息
1. 测量体重，计算 BMI 值	* 身高 /m= 体重 /kg= BMI =
2. 回顾上一次痰检结果	* 痰涂片： * 痰培养：
3. 询问在家服药情况	* 社区注射服务是否可及 * 是否有漏服药的情况 * 如果有社区 DOT 服务，社区医生有无反馈漏服药情况
4. 询问有无不良反应	* 出现轻微的不良反应是否知道如何处理 □知道 □不知道，再次讲解
5. 评估以下方面是否发生重大变化： ● 治疗意愿　● 情绪状态 ● 合并状况　● 社会支持体系 ● 居住情况　● 经济情况 ● 营养水平　● 就业情况	

续表

咨询步骤	患者信息
6. 此次复诊是否对治疗方案进行调整。如果是，对新药物的服用方法进行说明	＊ 是否调整方案？ □是，新方案： 新的服药计划： □否
7. 确认是否成功留痰。如果需要，提供留痰指导和协助	＊ 是否留痰？ □是□否
8. 根据发现的问题，复习相关知识、技能或讨论解决的办法；确认本次咨询是否存在需要跟进的重大问题	□是，详见跟进记录表 □否

耐多药结核病患者咨询跟进记录表

咨询日期	发现问题	应对措施	跟进日期	跟进结果	跟进人

3.2 患者需求评估量表(营养、情绪、社会支持)

简易营养状况筛查表(MNA)

对于结核病患者来说,结核病本身会加剧轻微营养不良问题。绝大多数活动性结核病患者在诊断出结核病的时候均出现不同程度的轻微营养不良问题。结核病患者在治疗过程中出现体重指数(BMI)过低、体重没有明显增加可能意味着结核病复发,甚至死亡风险的增加,也可能预示着结核病恶化、抗结核疗效差或者存在其他合并症的可能性[①]。营养不良更可能导致住院时间延长、住院费用增加等问题。因此,结核病患者的营养状况不容忽视。

世界卫生组织推荐,所有结核病患者均需要接受营养状况的评估,并在诊断上药的阶段及治疗全程根据其营养状况提供相应的咨询。

请于方格内填上适当的分数,将分数加总以得出最后的筛查分数。

1. 过去三个月内有没有因为食欲不佳、消化问题、咀嚼或吞咽困难而减少食量?
0= 食量严重减少
1= 食量中度减少
2= 食欲没有改变 □
2. 过去三个月内我的体重下降情况
0= 大于 3kg
1= 不详
2= 介于 1 和 3kg 之间
3= 没有下降 □

① 世界卫生组织《结核病病人营养管理与支持工作指南》2013 英文版第 8-9 页

续表

3. 我的活动能力 0= 需长期卧床或坐轮椅 1= 可以下床或离开轮椅，但不能外出 2= 可以外出 □ 4. 在过去三个月内有没有生过一场大病或遭受过心理创伤 0= 是 1= 否 □ 5. 精神心理问题 0= 严重痴呆或抑郁 1= 轻度痴呆 2= 没有精神心理问题 □ 6. 身体质量指数（BMI）（体重 / 身高的平方，kg/m^2） 0= 小于 19 1= 介于 19 和 21 之间 2= 介于 21 和 23 之间 3= 大于 23 □ **如果不能取得身体质量指数（BMI），请用问题 7 代替问题 6。如已经完成问题 6，请不要回答问题 7。** 7. 我在小腿肚中点（腓肠肌）处绕小腿一圈周长为多少 0 表示小于 31cm，1 表示大于 31cm □ 筛查总分□□

筛查分值	结论
12~14	营养状态良好
8~11	有营养不良的风险
0~7	可能出现营养不良

营养筛查表来源：雀巢营养科学院

结核病患者情绪测量表(HAD)

负性情绪会在不知不觉中影响到结核病的正常治疗。因此,患者有意识地通过此量表及时掌握自己的情绪变化,以便及时调整和应对,从而保持良好的治疗心态。通过了解此测量表的测评结果,医务人员会为患者提供相应的帮助,必要时对治疗方案进行调整。

请详细阅读,根据你近一周内的情绪反应选择最接近的答案。不要花太长时间来思考答案,自己最直接的反应通常是最佳的答案。

患者姓名:　　　　性别:　　　　年龄:　　　　时间:

问题	A	D
1. 我________会有种全身绷紧的紧张感(A) a. 绝大多数时候(3 分)　b. 许多时候(2 分) c. 时不时,偶尔(1 分)　d. 根本不(0 分)	□	
2. 我对以往感兴趣的事情仍旧很热衷(D) a. 完全和以前一样(0 分)　b. 没有以前那般热衷了(1 分) c. 仅剩一点兴趣(2 分)　d. 毫无兴趣(3 分)		□
3. 我有种恐惧感,好像有什么可怕的事情就要发生了(A) a. 这种感觉十分肯定,且很强烈(3 分) b. 有这种感觉,但并不太强烈(2 分) c. 有一丝这种感觉,但并不会令我苦恼(1 分) d. 根本没有这种感觉(0 分)	□	
4. 我如今能够哈哈大笑,并看到事物有趣的一面(D) a. 和往常一样(0 分)　b. 没有往常那么多了(1 分) c. 现在很少了(2 分)　d. 完全不这样(3 分)		□
5. 我心中________会忧虑重重(A) a. 绝大多数时候(3 分)　b. 多数时候(2 分) c. 有时候(1 分)　d. 很少(0 分)	□	
6. 我________有乐观开朗的心态(D) a. 根本不会(3 分)　b. 并不经常(2 分) c. 有时候(1 分)　d. 大多数时候(0 分)		□

续表

问题		A	D
7. 我________能安闲而轻松地坐着(A)		□	
a. 总是(0分)	b. 常常(1分)		
c. 偶尔(2分)	d. 完全不(3分)		
8. 我________感到人好像变迟钝了(D)			□
a. 随时(3分)	b. 经常(2分)		
c. 有时(1分)	d. 根本没有(0分)		
9. 我心里________会有七上八下的异常紧张感(A)		□	
a. 根本不(0分)	b. 偶尔(1分)		
c. 时常(2分)	d. 总是(3分)		
10. 我________对自己的外表(打扮自己)失去兴趣(D)			□
a. 总是(3分)	b. 经常(2分)		
c. 偶尔(1分)	d. 根本没有(0分)		
11. 我感觉坐立不安,好像非动不可(A)		□	
a. 这种感觉特别强烈(3分)	b. 这种感觉较强烈(2分)		
c. 这种感觉并不强烈(1分)	d. 根本没有这种感觉(0分)		
12. 我现在能怀着愉快的心情期待未来(D)			□
a. 和以往完全一样(0分)	b. 没有往常那么强烈(1分)		
c. 和以往相比已经很少了(2分)	d. 完全没有这种心态(3分)		
13. 我________会突然感到恐慌(A)		□	
a. 总是(3分)	b. 常常(2分)		
c. 有时(1分)	d. 根本不(0分)		
14. 我________能静下心读书、听广播或看电视(D)			□
a. 经常(0分)	b. 有时(1分)		
c. 比较少(2分)	d. 非常少(3分)		
	A类总分	□	
	D类总分		□

HAD代表可评定抑郁和焦虑的状况。D代表抑郁,A代表焦虑,每个项目均分为4级评分。

总分0~7分代表无抑郁或焦虑;

总分8~10分代表可能或“临界”抑郁或焦虑;

总分11~20分代表可能有明显抑郁或焦虑。

社会支持评估工具

人们有时需要从别人那里寻求陪伴、支持或其他类型的支持。以下不同层次、不同类型的支持，你能否常能获得？请根据你的实际情况来勾选。

支持的类型	从未	很少	有时	大多数时候	一直	是谁?
出谋划策						
有人能提供信息，帮助你分析事态	1	2	3	4	5	
实质性的生活帮扶						
有人在你卧床不起时能帮到你	1	2	3	4	5	
有人在你需要的时候可以陪你去看病	1	2	3	4	5	
有人在你无法做饭的时候能帮你准备吃的	1	2	3	4	5	
有人能在你生病时帮你料理家务 / 照看家人	1	2	3	4	5	
有人在你面临经济困难时能接济你	1	2	3	4	5	
感情支持						
能使你心情开朗的人	1	2	3	4	5	
你有能够讲心里话的倾诉对象	1	2	3	4	5	

注：在兰德公司健康研究（RAND Health）社会支持评估工具基础上简化而成。

3.3 咨询服务质量评估清单

结核病咨询服务质量评估清单		
咨询流程和要点	如果咨询员做到了，请打钩	不适用
问候		
1. 建立放松愉悦的谈话氛围		
• 针对隐私和保密的问题让对方放心	☐	☐
• 态度积极、鼓励对方	☐	☐
• 语音语调友好，专注的肢体语言来传递热情、关注及尊重	☐	☐
询问：		
2. 收集信息		
• 焦点放在患者身上	☐	☐
• 了解患者的生活方式、生命历程、生活的目标及喜好	☐	☐
• 通过开放式的问题去收集	☐	☐
3. 积极倾听		
• 澄清	☐	☐
• 同理心	☐	☐
• 反馈	☐	☐
• 复述 / 换种说法	☐	☐
• 总结	☐	☐
• 尊重地，建设性地回应患者所关注的问题，包括谣传	☐	☐
讲述：		
4. 提供信息		
• 清楚地交流医疗相关信息	☐	☐
• 简短	☐	☐
• 使用通俗易懂，非专业的语言	☐	☐
• 不提供不相关的信息或立马提供过多的信息	☐	☐

续表

结核病咨询服务质量评估清单		
咨询流程和要点	如果咨询员做到了，请打钩	不适用
• 鼓励对方提问，并留出回答对方提问的时间	☐	☐
• 确认对方听懂了你所提供的信息	☐	☐
• 清楚自己的主观偏好，做到平衡不偏颇	☐	☐
• 利用咨询工具来提醒自己，避免错漏	☐	☐
5. 使用宣传材料 / 工具来引导和推动交流	☐	☐
帮助：		
6. 听取对方的反馈，确认对方对所提供信息的理解	☐	☐
7. 帮助对方做出决定		
• 让患者知道自己是有选择的，怎么选完全是自己的自由	☐	☐
• 帮助患者思考分析所面临的选择	☐	☐
• 请患者确认自己所做出的决定	☐	☐
• 帮助患者权衡坚持治疗所带来的利与弊	☐	☐
解释：		
8. 与患者建立口头“约定”- 确认下一步的行动		
• 帮助患者计划如何将自己的决定付诸行动	☐	☐
• 如果可能，提供给患者在家中可以参考的宣传材料	☐	☐
• 欢迎患者碰到问题的时候回来或打电话	☐	☐
• 如果需要，预约下一次咨询的日期	☐	☐
为跟进患者创造条件：		
9. 确认下次会面咨询的日期或者根据患者的服务需求进行转介	☐	☐

3.4 耐多药结核病咨询工具图册

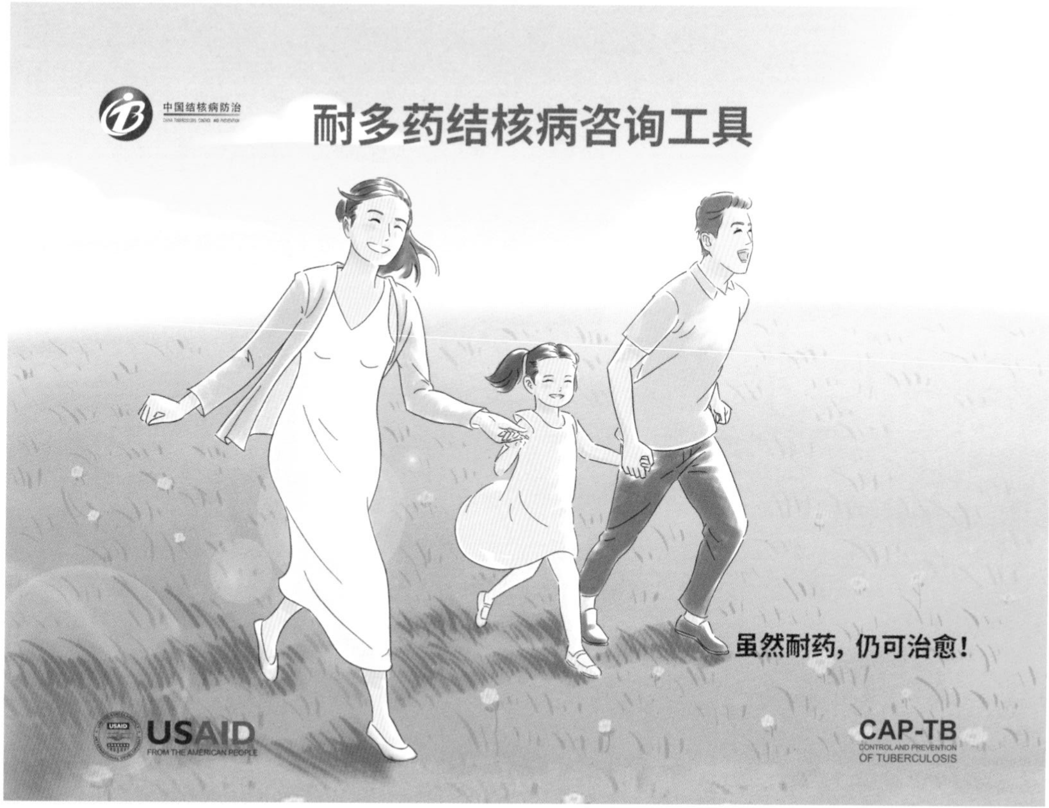

目 录

什么是结核病?……01
什么是耐多药结核病?……02
结核病的症状有哪些?……03
出现结核病症状怎么办?……04
怎么知道我得了结核病?……05
我的家人会被传染吗?……06
以下行为会不会传播结核?……07
耐多药结核病怎么治?……08
忘记吃药危害大吗?……09
如何做到按时服药?……10
定期复查重要吗?……11
抗结核治疗可能会导致哪些常见的不良反应?……12
饮酒、吸烟对结核病治疗有什么影响?……13
暂时无法组成有效治疗方案怎么办?……14

什么是结核病？

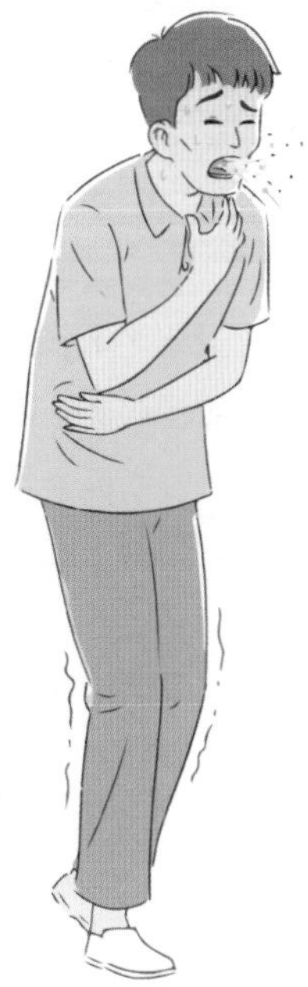

患者排出带有结核分枝杆菌的飞沫颗粒

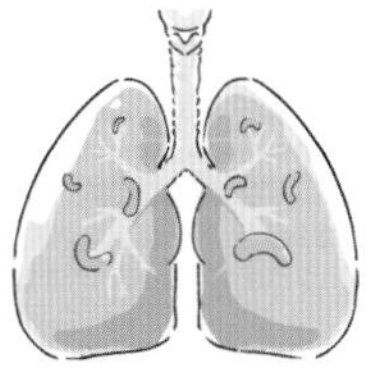

感染的肺部

(01)

- 结核病是由结核分枝杆菌引起并通过空气传播的一种传染病。
- 如果不治疗，结核病会导致死亡。如果规范治疗，结核病可治愈。

什么是结核病?

- 结核病是由结核分枝杆菌引起并通过空气传播的一种传染病。
- 具有传染性的结核病患者在咳嗽咳痰、打喷嚏或大声讲话时，将含有结核分枝杆菌的飞沫颗粒排放到空气中，如果其他人将这些飞沫颗粒吸入体内，就有可能被感染，通常首先感染肺部。
- 结核感染分为两个阶段：结核潜伏感染和活动性结核病。

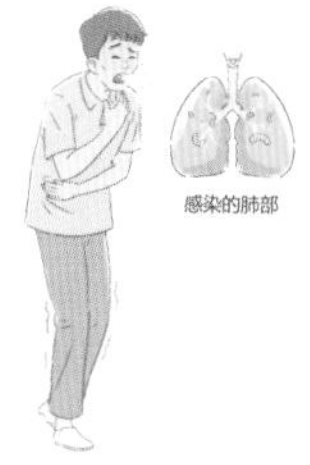

患者排出带有结核分枝杆菌的飞沫颗粒

结核潜伏感染

结核分枝杆菌处于休眠状态，无法通过痰涂片或培养进行检测。感染的人没有症状，不具有传染性。
结核潜伏感染的大多数人不会发展为活动性结核病。但是免疫系统受损人群感染后易发病，包括：艾滋病病毒(HIV)感染者、营养不良或糖尿病患者、5岁以下儿童和60岁以上的老年人等。

活动性结核病

结核分枝杆菌处于活跃状态，可以通过痰涂片和培养进行检测。患病的人通常有症状，具有传染性。
活动性结核病有两种主要类型：肺结核和肺外结核。

- 肺结核是最常见的结核病，因为人体肺部充满氧气，非常适宜结核分枝杆菌的生长繁殖。肺外结核是指发病的部位是除了肺部以外的器官，几乎身体的所有器官都有可能，例如：大脑、骨骼和关节、腹部等。
- 如果不治疗，结核病最终会导致死亡。如果规范治疗，结核病可治愈。

01

什么是耐多药结核病？

耐多药结核病也是由结核分枝杆菌导致的传染病，但耐多药结核病比普通结核病治疗难度大，因为最核心的抗结核药利福平对病菌不管用了。

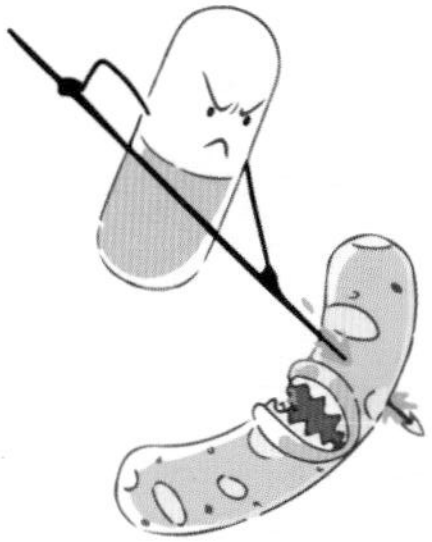

普通结核分枝杆菌

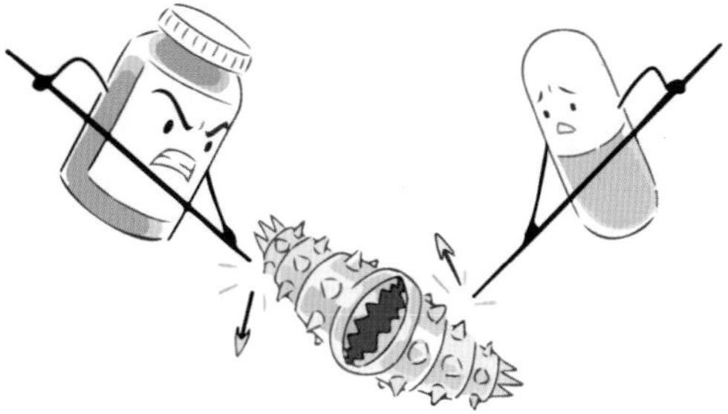

耐多药结核分枝杆菌

02

什么是耐多药结核病？

- 耐多药结核病也是由结核分枝杆菌导致的传染病。
- 当结核分枝杆菌对异烟肼和利福平这两种抗结核药物产生耐药，我们称之为耐多药结核病。耐多药结核病的危险之处在于，人体内的结核分枝杆菌就像多穿了一层坚固的铠甲，最核心的抗结核药利福平对它们已经不管用了。
- 谁更容易得耐多药结核病？
  服药依从性差、自行停药减药、不按时复查的患者；
  耐多药结核病患者的密切接触者。

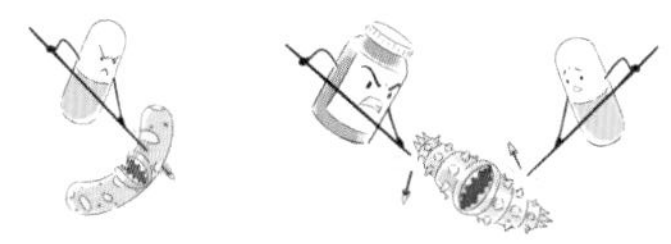

02

结核病的症状有哪些？

咳嗽、咳痰、痰中带血

乏力

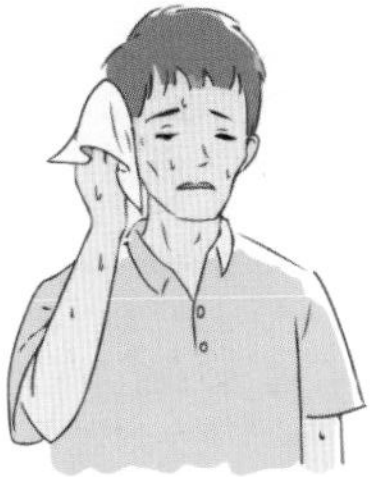

夜间盗汗

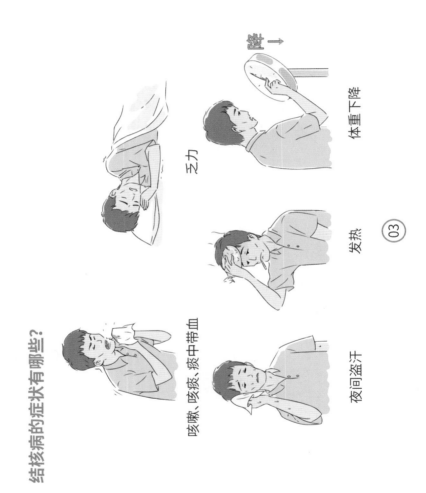

发热

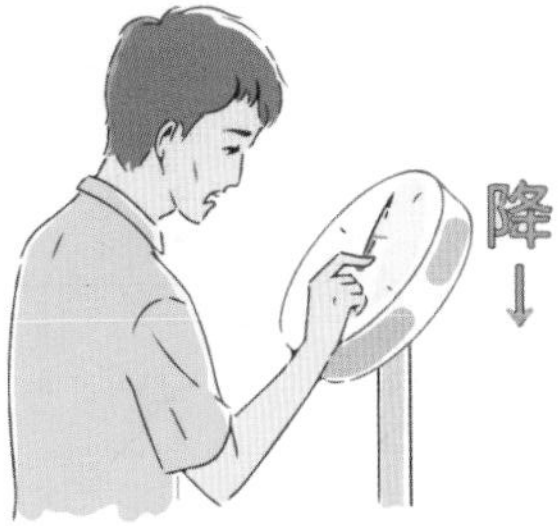

体重下降

03

结核病的症状有哪些？

- 结核病最常见的症状包括：咳嗽大于两周、咳痰（可能带血）、气短、胸痛、体重减轻、乏力、盗汗和发热。
- 仅凭症状无法诊断是否得了结核病，更加无法知道是不是耐多药结核病。

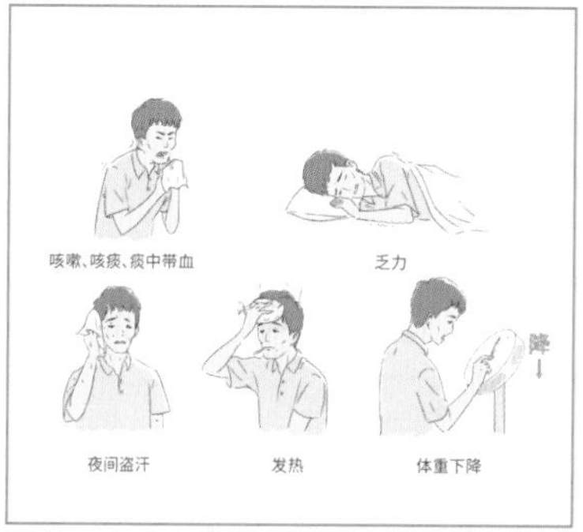

03

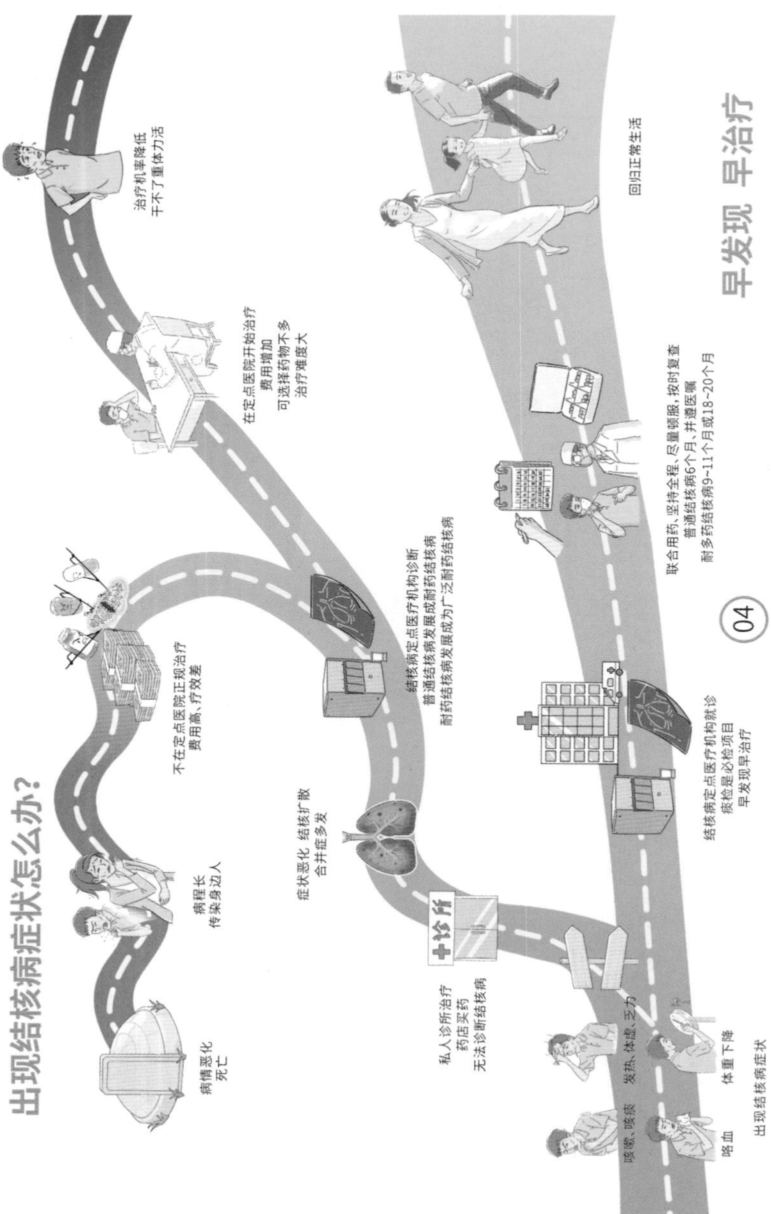
出现结核病症状怎么办?
出现结核病症状
咳嗽、咳痰
发热、体虚、乏力
咯血
体重下降
私人诊所治疗
药店买药
无法诊断结核病
十诊所
症状恶化 结核扩散
合并症多发
病程长
传染身边人
病情恶化
死亡
不在定点医院正规治疗
费用高、疗效差
结核病定点医疗机构诊断
普通结核病发展成耐药结核病
耐药结核病发展成为广泛耐药结核病
在定点医院开始治疗
费用增加
可选择药物不多
治疗难度大
治疗机率降低
干不了重体力活
结核病定点医疗机构就诊
痰检是必检项目
早发现早治疗
04
联合用药、坚持全程、尽量顿服，按时复查
普通结核病6个月，并遵医嘱
耐多药结核病9~11个月或18~20个月
回归正常生活
早发现 早治疗

出现结核病症状怎么办？

- 选择在哪里就诊，会走向人生的不同结果。
- 早诊断早治疗，可以回归正常生活。
- 拖延诊断和治疗，可能会走向死亡。

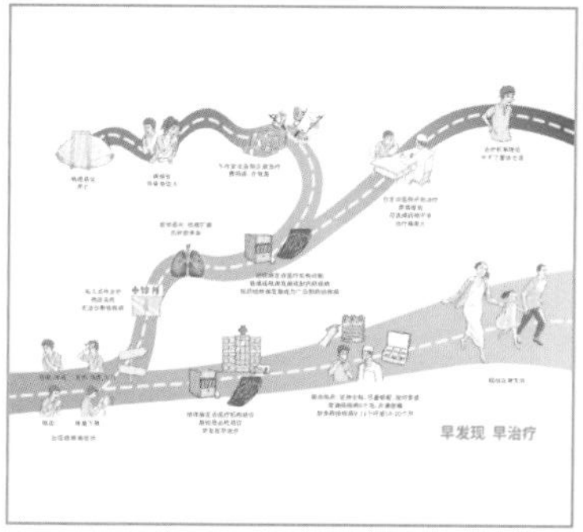

04

怎么知道我得了结核病？

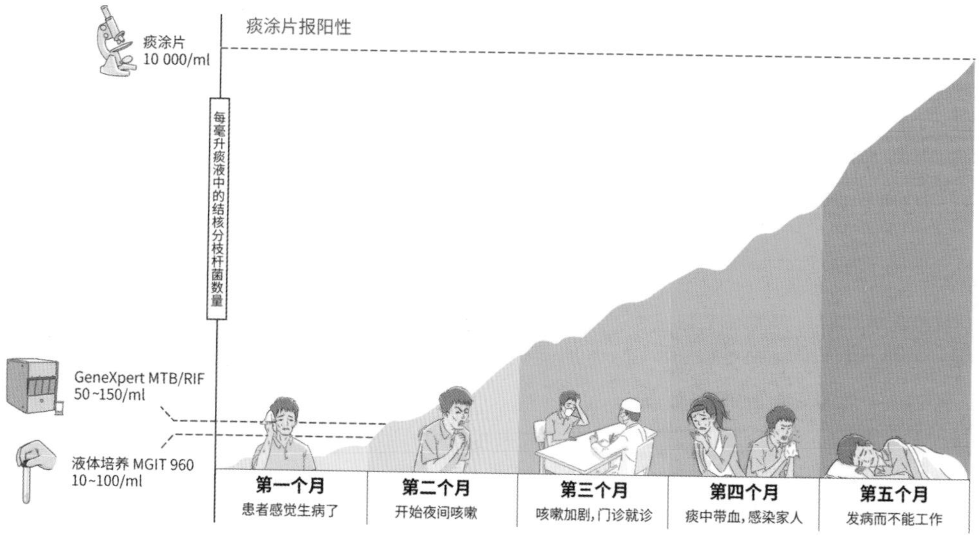

在患者开始生病，出现咳嗽咳痰的初期，体内菌量少，但随着菌量增加，病情加重，传染性也增加。

05

怎么知道我得了结核病？

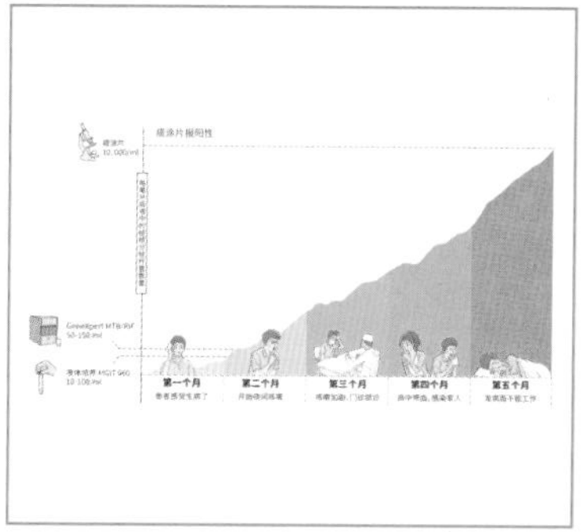

- 结核病诊断方法包括：痰涂片、痰培养、分子快速诊断和胸部影像学检查（X线胸片和CT扫描）。不能单凭影像学检查结果就诊断结核病。
- 诊断耐多药结核病必须对痰标本进行传统药敏检测或者分子快速诊断。GeneXpert、线性探针和熔解曲线都是分子快速诊断方法。
- 患者体内结核分枝杆菌的数量越多，症状越严重，传染性越高，治疗的难度也越大，而通过痰检我们可以知道体内有没有结核分枝杆菌、数量多还是少。在杆菌数量较少的时候就能检测到并启动治疗对于治愈是非常重要的。
- 痰涂片价格便宜，当天或次日就能出结果，但只有当体内有大量结核分枝杆菌的时候才能检测出来。
- 液体培养和GeneXpert可以在体内结核分枝杆菌数量还很少的时候就诊断出来，液体培养至少需要两周时间才能出结果，而GeneXpert当天或次日就能出结果。并且GeneXpert还能同时检测出是不是耐药结核病。

05

我的家人会被传染吗？

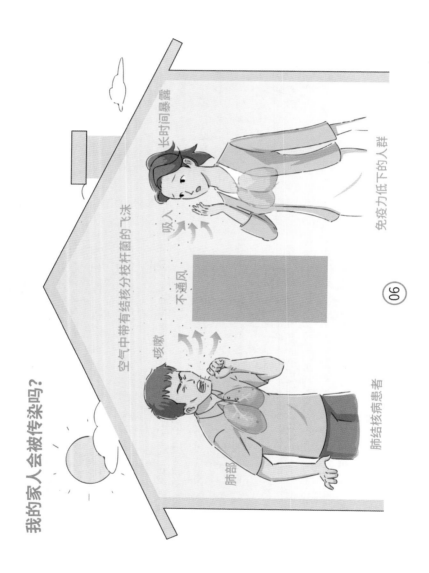

我的家人会被传染吗？

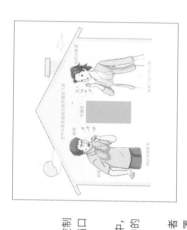

判断人与人之间结核传播风险高低必须考虑以下三个要素：

- 传染源：如果排菌的患者未接受规范治疗，未采取有效的感染控制措施，包括手卫生、咳嗽礼仪（包括佩戴口罩、用手肘或纸巾遮挡口鼻）、痰液处理等，会导致传播的风险增加。
- 环境因素：含有结核分枝杆菌的飞沫颗粒可长时间悬浮在空气中，尤其在缺乏日照、通风不良、没有杀菌消毒措施的房间内，空气中的结核分枝杆菌浓度较高，传播的风险较高。
- 传染对象：与排菌的肺结核患者有接触，但感染风险取决于与患者的密切接触程度、接触的时间长短和频率、是否佩戴医用防护口罩等。尤其应该重点关注密切接触者是否是免疫力低下人群，因为这些人群感染结核之后发病的风险更高。

06

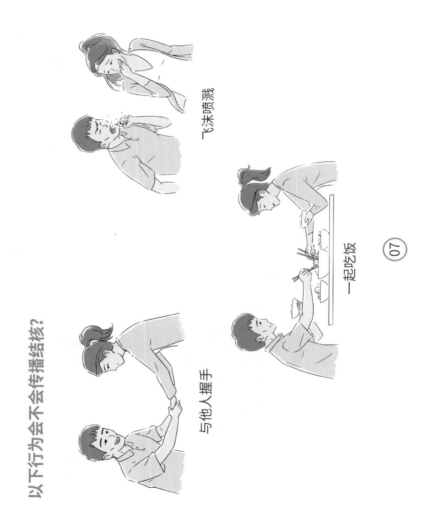

以下行为会不会传播结核?

与他人握手

飞沫喷溅

一起吃饭

07

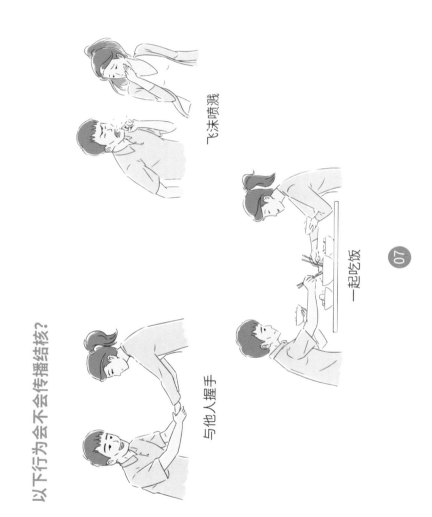

以下行为会不会传播结核？

与他人握手

飞沫喷溅

一起吃饭

07

耐多药结核病怎么治？

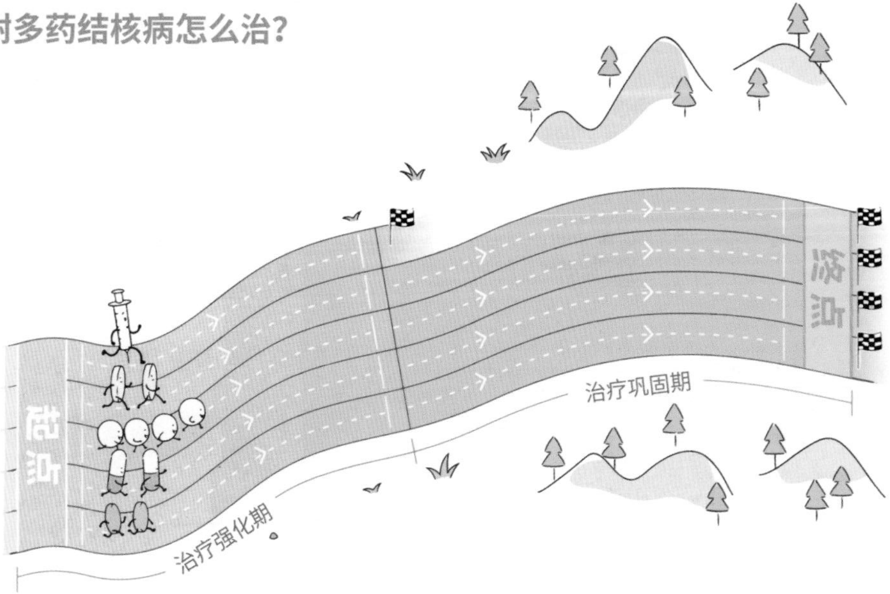

耐多药结核病治疗全过程

08

耐多药结核病怎么治?

- 抗结核病治疗的三个原则:

联合用药。不管是治疗普通结核病还是耐多药结核病,都需要至少3~4种药物联合使用,因为每种药物的作用都不一样。有些药物负责快速杀死结核分枝杆菌,尽快降低患者的传染性;有些药物负责杜绝结核分枝杆菌在患者体内复发;有些药物负责防止新的耐药结核分枝杆菌产生。每一种药物都是其他药物的保镖,只有每种药物都得到足够的保护,才能发挥其消灭结核分枝杆菌的功效。

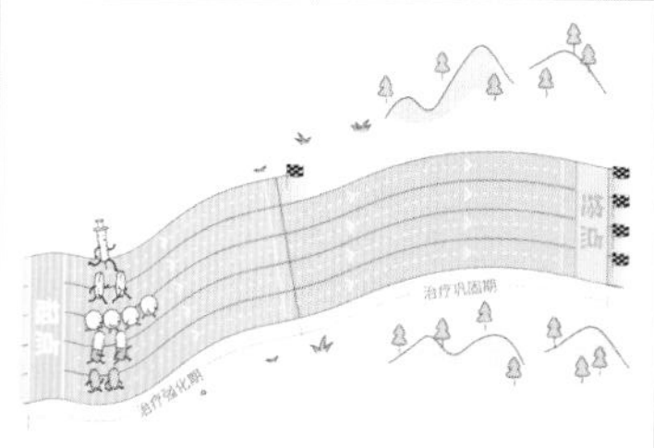

耐多药结核病治疗全过程

坚持全程。人体内的结核分枝杆菌分为两类:一类表现活跃、生长快速,另一类处于休眠状态、生长缓慢。通过强化期的治疗,症状会明显改善,但那些休眠的细菌仍然存活于体内,所以必须坚持服药直至疗程结束,才能彻底杀灭所有的结核分枝杆菌。

尽量顿服。即,将一天的药量一次性服下,这样可以使体内的药物浓度达到最高峰,从而更强、更有效地杀灭结核分枝杆菌。一天一次和一天三次服药的区别,犹如拳击场上,是蓄力一击,以重拳击伤结核分枝杆菌,还是分多次出手,每次出拳威力有限,难以对结核分枝杆菌造成致命伤害。而且顿服有助于降低忘记服药的可能性,更有利于患者坚持治疗,实现良好的依从性。

- 目前耐多药结核病的治疗方案分为长程和短程,长程方案需要18~20个月,短程方案需要9~11个月,服用的药物也不一样。方案的选择需要医生对患者的药敏检测结果和临床状况进行评估之后做出判断。

08

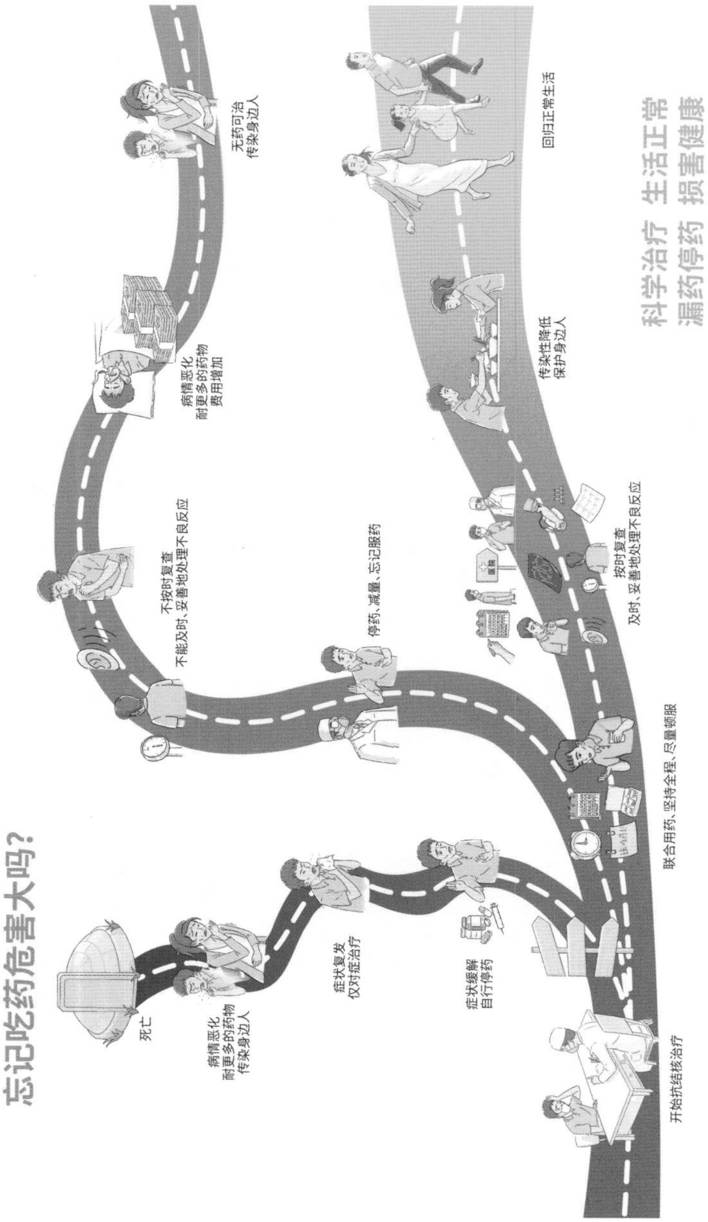
忘记吃药危害大吗？
死亡
病情恶化
耐更多的药物
传染身边人
症状复发
仅对症治疗
症状缓解
自行停药
开始抗结核治疗
联合用药、坚持全程、尽量顿服
停药、减量、忘记服药
不按时复查
不能及时、妥善地处理不良反应
病情恶化
耐更多的药物
费用增加
无药可治
传染身边人
按时复查
及时、妥善地处理不良反应
传染性降低
保护身边人
回归正常生活
科学治疗 生活正常
漏药停药 损害健康
09

忘记吃药危害大吗?

- 治疗依从性好坏，会走向人生的不同结果。
- 联合用药、坚持全程、尽量顿服，按时复查，可以回归正常生活。
- 不遵医嘱服药，停药、减量、忘记服药，不按时复查，可能会走向死亡。

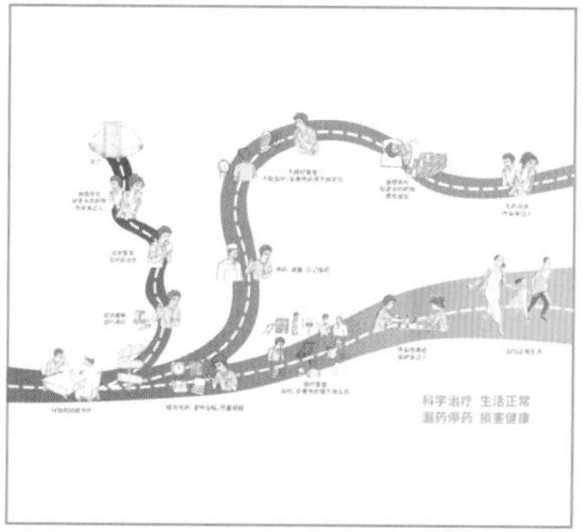

09

如何做到按时服药?

	每天在同一时间服药。	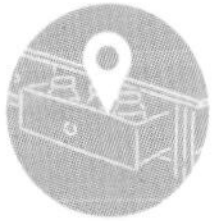	把你的药放在同一个地方，这样你总是能找到。
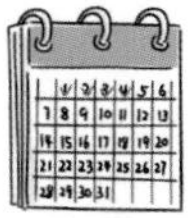	利用服药卡或日历，每天服药后在上面做记号。	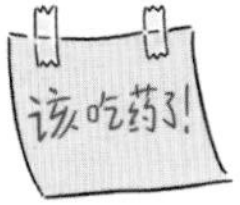	写张提醒服药的便条，把它贴在卫生间的镜子上或冰箱上。
	利用手机、手表的闹钟功能设定服药时间。	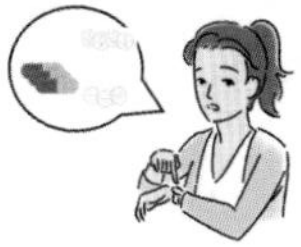	请家人或朋友提醒你服药。
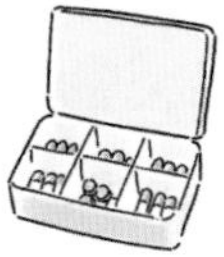	采用便携式药盒，固定时间装药。	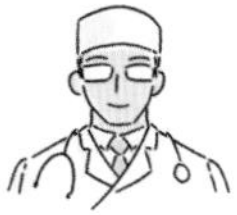	在社区医生督导下服药。

10

如何做到按时服药？

- 根据日常生活作息习惯确定适合的每日服药时间。
- 利用多种方法来帮助自己每天按时服药，保持良好的服药依从性。

	每天在同一时间服药。		把你的药放在同一个地方，这样你总是能找到。
	利用服药卡或日历，每天服药后在上面做记号。		写张提醒服药的便条，把它贴在卫生间的镜子上或冰箱上。
	利用手机、手表的闹钟功能设定服药时间。		请家人或朋友提醒你服药。
	采用便携式药盒，固定时间装药。		在社区医生督导下服药。

10

定期复查重要吗？

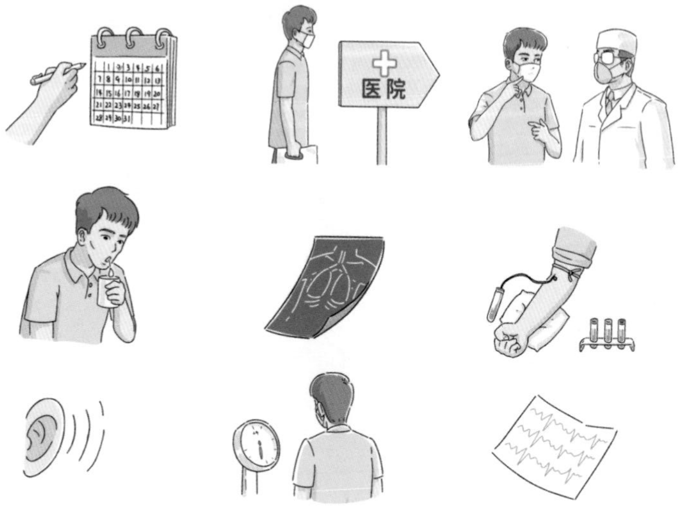

- 至少强化期每个月、巩固期每两个月需要进行复查。
- 痰检是每次复查的必检项目。
- 请按预约时间就诊。

11

定期复查重要吗？

- 通过定期复查，医生能够监测患者的治疗效果，同时也能及时发现并处理药物不良反应。
- 至少强化期每个月、巩固期每两个月需要进行复查。
- 痰检是每次复查的必检项目，这是为了了解经过治疗后患者的身体内还有没有结核分枝杆菌。
- X线胸片强化期每三个月复查一次，巩固期每六个月复查一次，这是为了了解经过治疗后患病部位是否有所改变。
- 复查时，医生还会根据患者服用的药物和身体情况，要求患者做一些其他检查，包括抽血检测肝功能、肾功能、血常规、电解质、甲状腺功能等，这样才能及时发现药物是否对身体造成了损伤。某些抗结核药还可能会损伤耳朵、眼睛、心脏等器官，所以定期监测听力、视力、心电图十分必要。
- 为节省复诊时的等候时间，请按预约时间就诊。

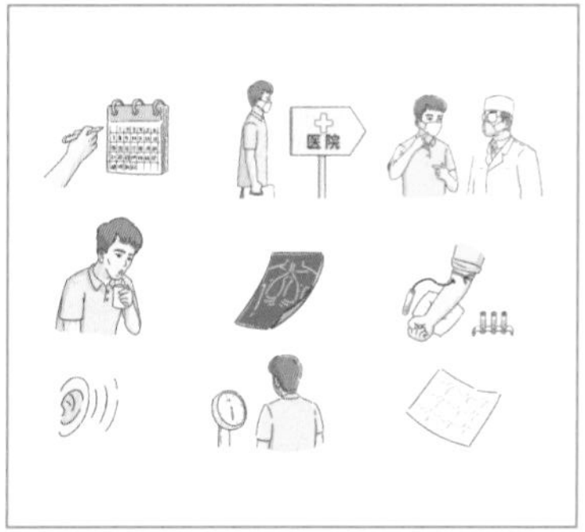

11

抗结核治疗可能会导致哪些常见的不良反应?

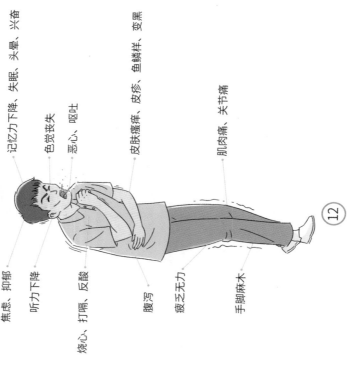

⑫

抗结核治疗可能会导致哪些常见的不良反应?

- 服用二线抗结核药物可能会出现比一线药物更多或更严重的不良反应，定期复查有助于及时发现问题，及早处理。
- 当出现身体不适时，请及时联系结核医生，不要擅自停药或减药，否则会影响疗效甚至导致更严重的耐药。
- 如果出现的不良反应已经影响到日常活动，例如：做家务、打电话、购物、骑车等，则应尽快到定点医院就诊。
- 一般轻微或短暂的不适，且不影响正常的日常活动，则不需要治疗，在身体适应药物以后会逐渐消失或缓解。
- 有些不良反应，例如：皮肤变黑，不会对身体造成伤害，治疗结束以后会逐渐恢复正常。

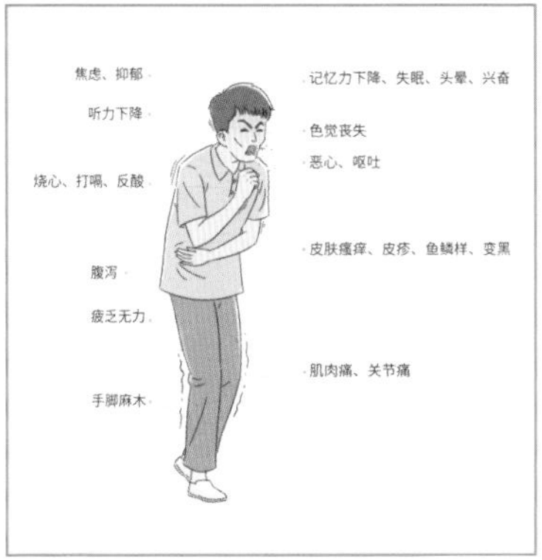

12

饮酒、吸烟对结核病治疗有什么影响?

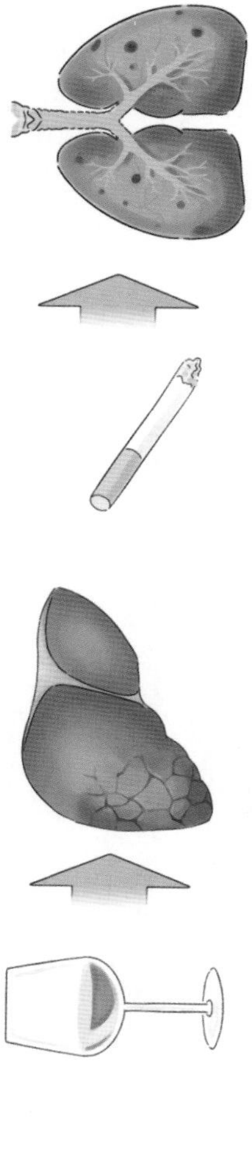

⑬

饮酒、吸烟对结核病治疗有什么影响?

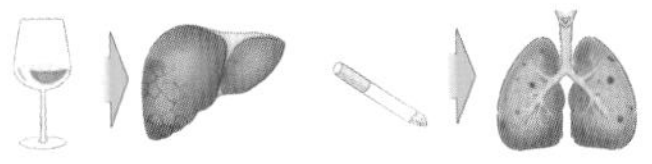

饮酒对耐多药结核病治疗会有以下方面的影响:

- 肝脏已经承受来自抗结核药物的巨大压力,饮酒会进一步加重它们的负担。
- 如果饮用太多酒,可能会忘记服药。
- 酒精会影响药物疗效,导致更多的不良反应。
- 长期酗酒会导致行为失控,对家人和朋友造成伤害,最终令患者在遇到困难的时候得不到帮助。
- 如果实在无法戒酒,应减量,同时请别人提醒自己服药。

吸烟对结核病治疗会有以下方面的影响:

- 吸烟会导致其他肺部疾病,这会在结核病的基础上加重肺部负担,导致咳嗽咳痰更加严重。
- 吸烟会使人的身体越发虚弱,更容易遭到其他疾病的攻击。
- 最好能够寻求戒烟门诊的帮助进行戒烟。

13

暂时无法组成有效治疗方案怎么办？

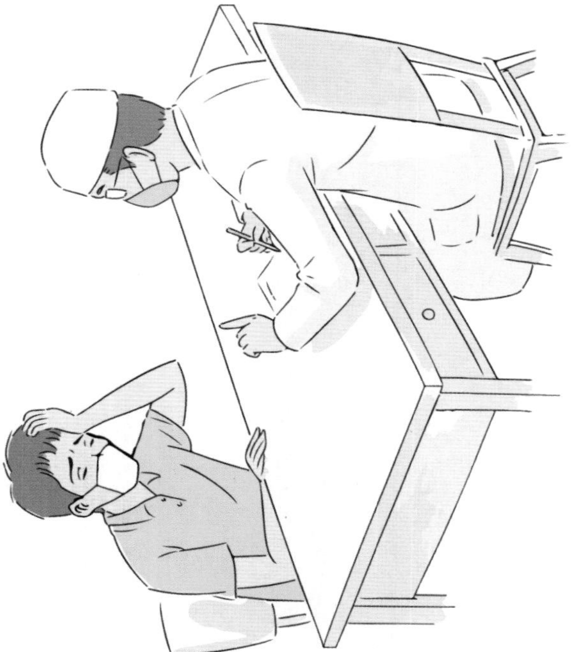

14

暂时无法组成有效治疗方案怎么办？

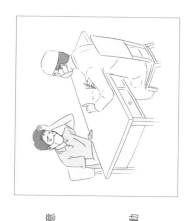

- 清楚地认识自己的病情，理解目前暂时无法组成有效治疗方案的意义，不盲目服用抗结核药，等待新药组成有效方案重新开始治疗。
- 保持与结核病定点医院的联系，定期进行痰检和影像学检查。
- 身体不适及时前往结核病定点医院就诊，进行对症处理。
- 做好感染控制，包括佩戴外科口罩、咳嗽礼仪、痰液处理、勤洗手、勤通风、勤晒太阳，家属在照顾患者时佩戴医用防护口罩（N95）。
- 加强营养，延缓疾病进展。

14

3.5 抗结核治疗用药后的不适症状及处理图册

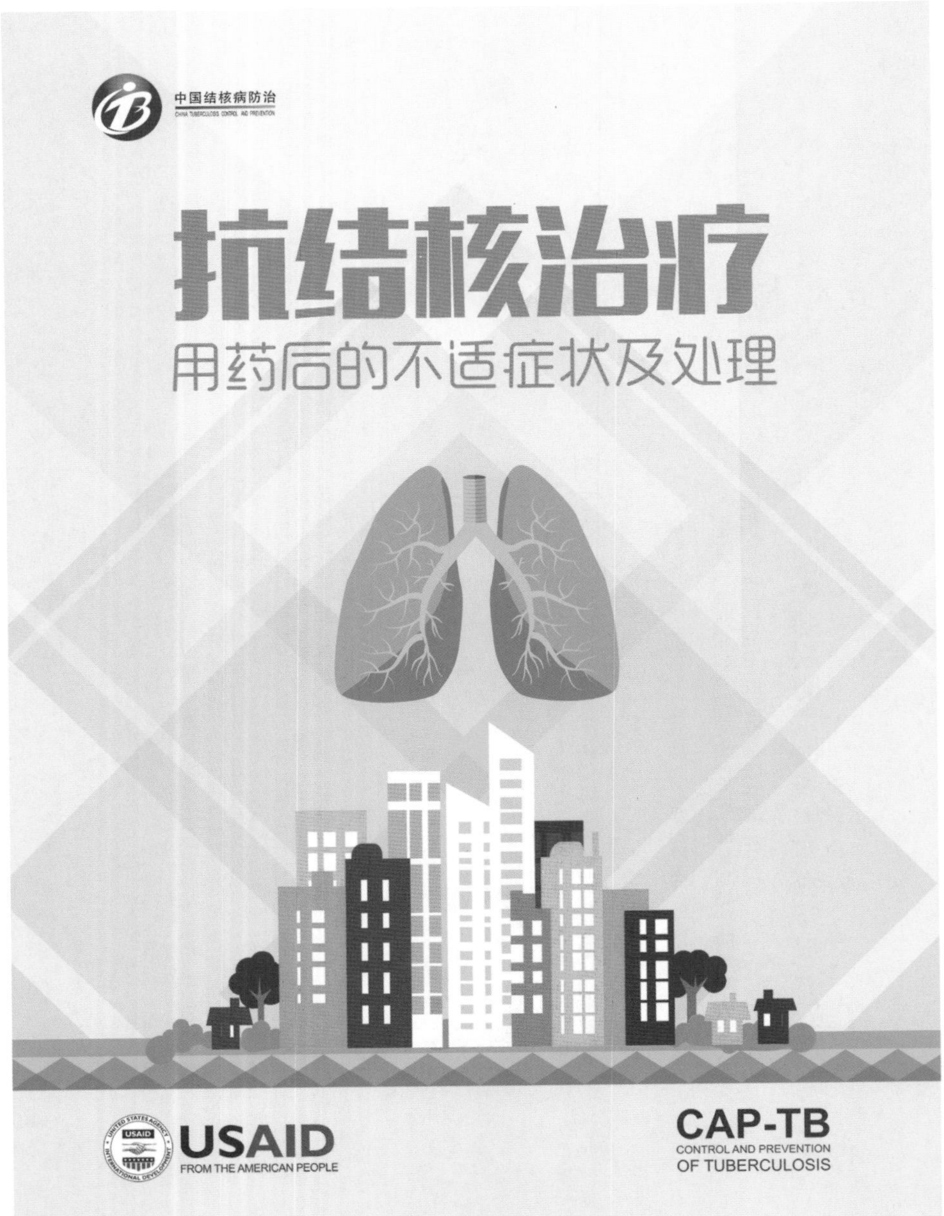

如何看待抗结核药物的不良反应

01 服用抗结核药物后有可能会出现不良反应。患者因个体的差异性，出现的不良反应的症状和程度也会有所不同。

02 通常情况下，患者接受治疗一段时间后，不良反应的症状会有所缓解甚至消失。

03 当出现药物不良反应时，请及时向您的结核医生咨询处理，不要擅自停药或者减药，否则会影响疗效甚至出现耐药。

04 由抗结核药物引起的肠胃不适反应会影响正常饮食，但为了确保最佳的服药效果，服药应注意：

- 一线药物（利福平、异烟肼、吡嗪酰胺和乙胺丁醇）应空腹服用，例如：早餐前1个小时服用；
- 二线药物（左氧氟沙星、莫西沙星、环丝氨酸、利奈唑胺、氯法齐明等）应随餐服用。

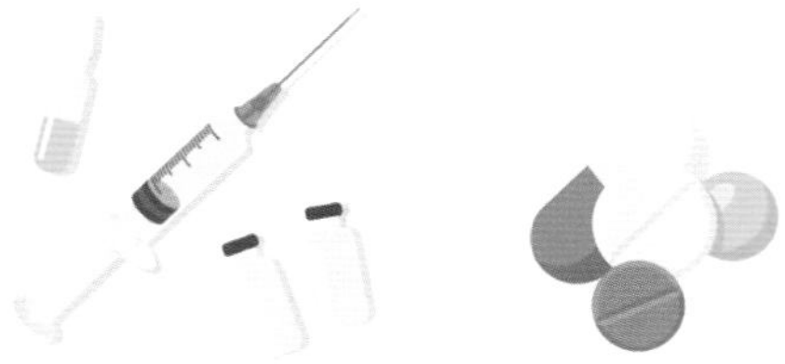

目录 CONTENTS

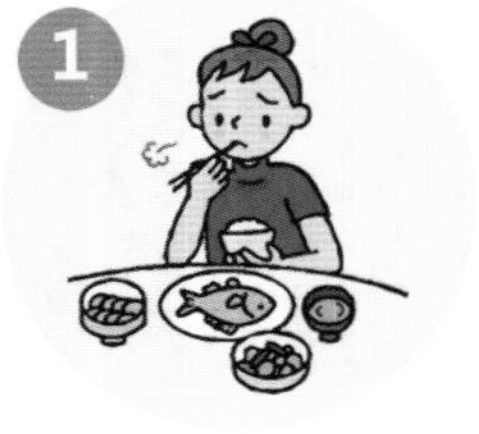

厌油、胃口不佳

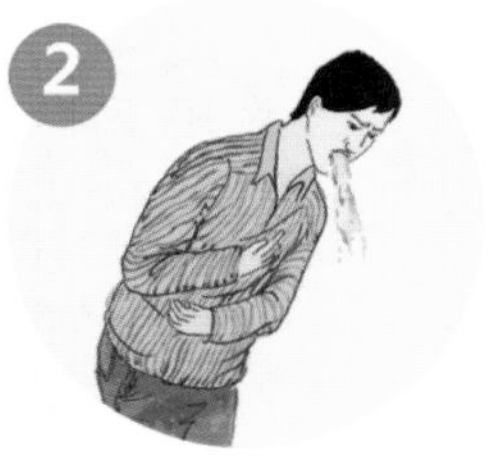

恶心、呕吐

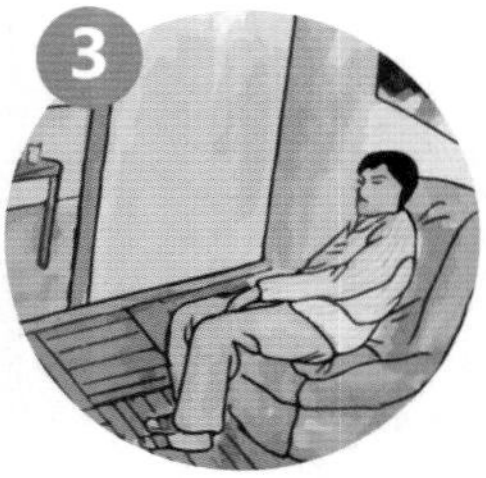

疲乏、无力

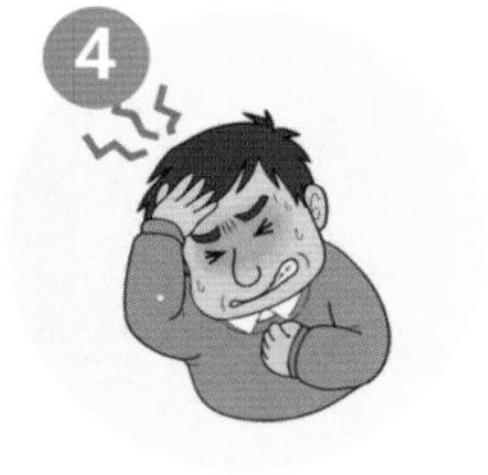

烧心、打嗝、反酸

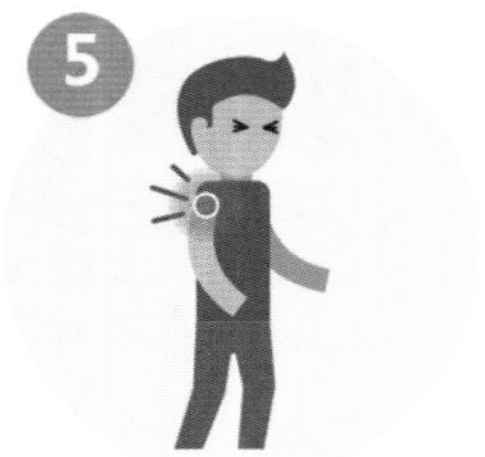

关节痛

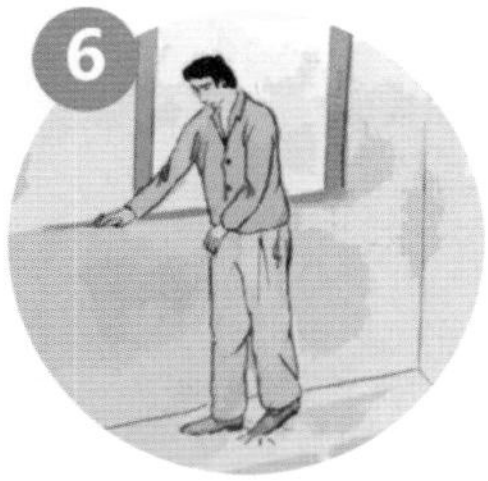

蚁走感、针刺麻木感

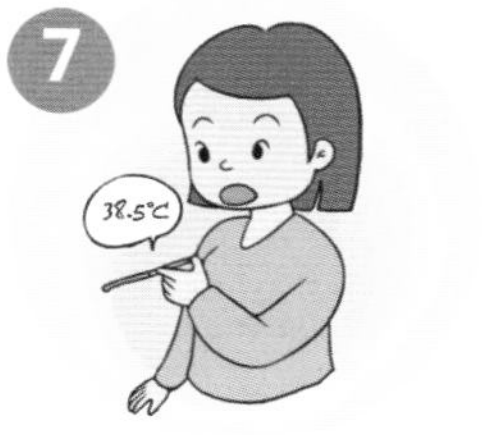

发热

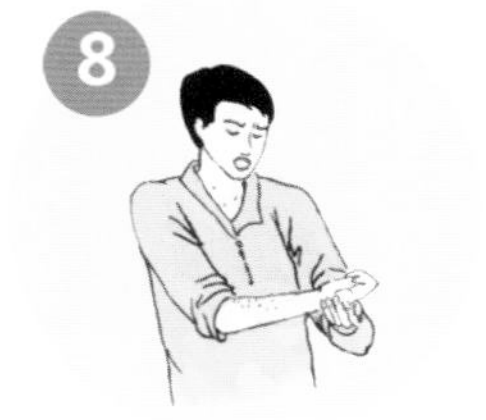

皮肤瘙痒/皮疹

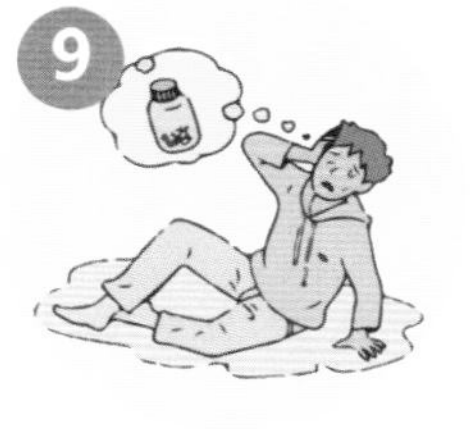

记忆力下降、失眠、头晕/眩晕、兴奋

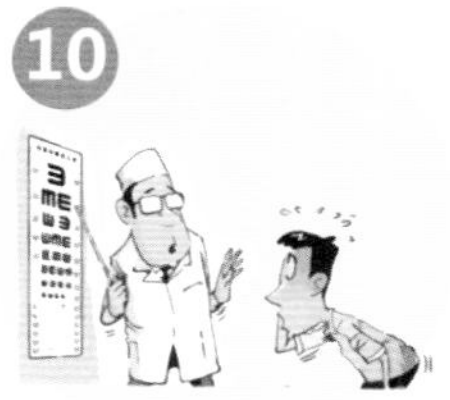

视力下降

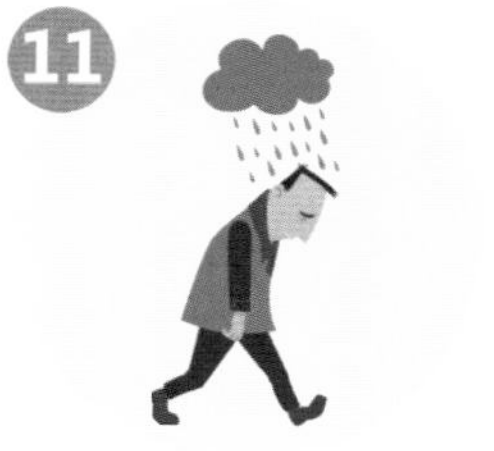

焦虑、精神沮丧、压抑

听力下降

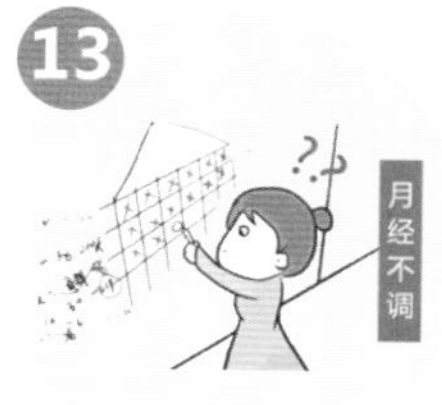

无需特殊处理的症状

一、厌油、胃口不佳

常见度：

危险度：

日常自我处理

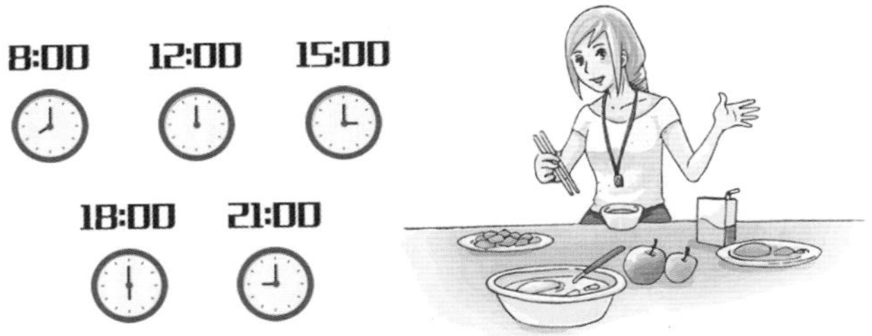

清淡饮食，少食多餐

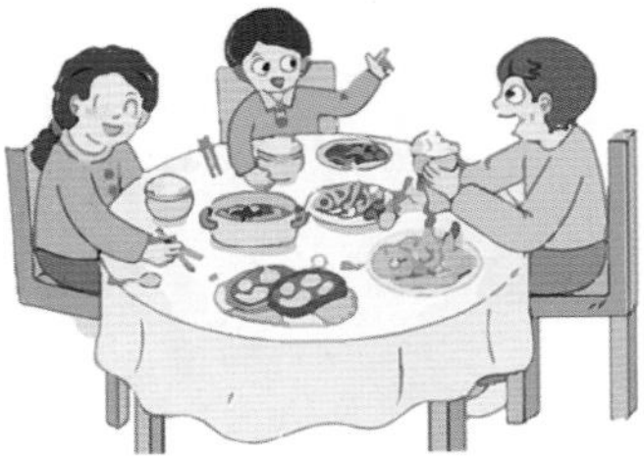

保持正常、规律的进餐时间，调整情绪，增加食欲

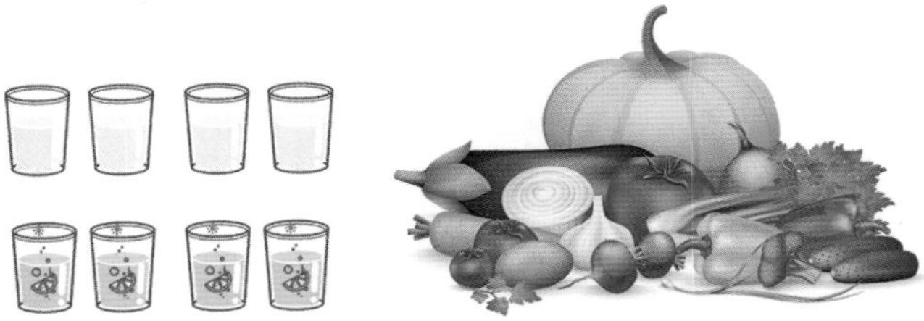

多喝果汁、水，多吃蔬菜

抗结核治疗用药后的不适症状及处理

出现以下任一情况，立即看医生。

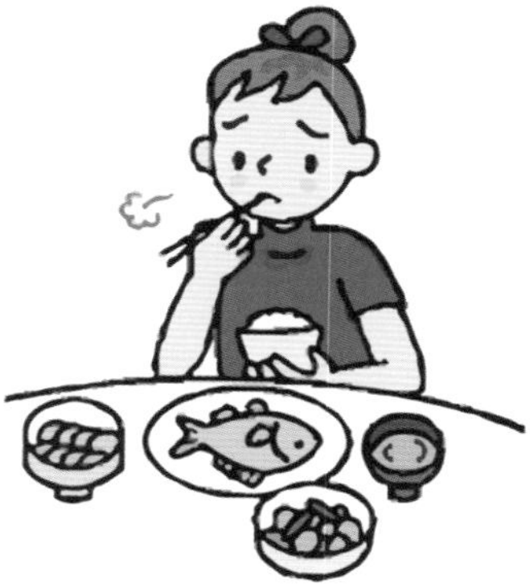

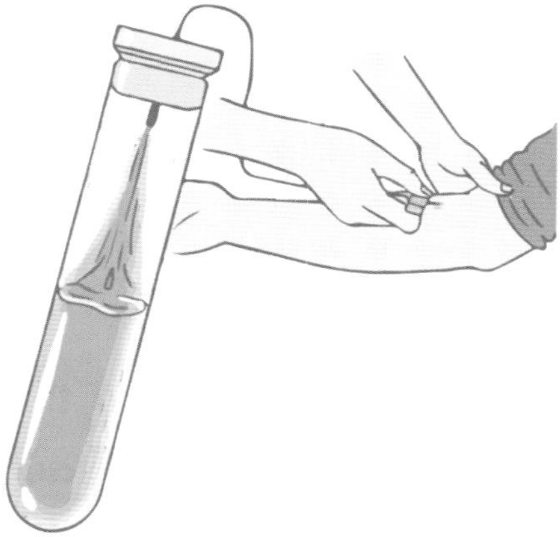

厌油持续一周，前往医院抽血检查肝功能

二、恶心、呕吐

常见度：☹☹☹☹☹
危险度：☹☹

日常自我处理

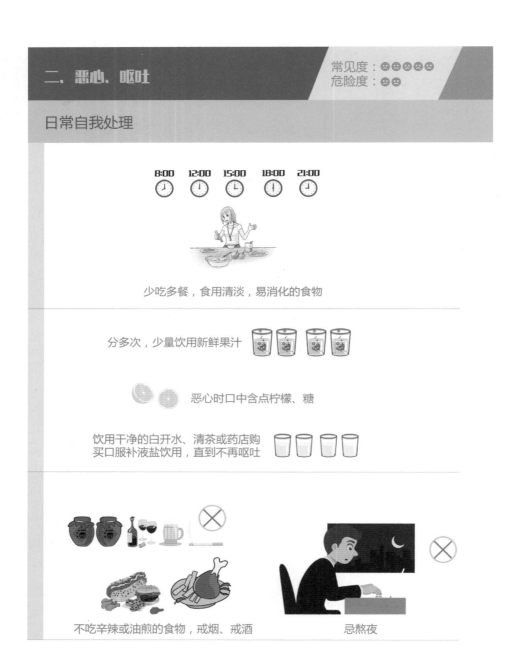

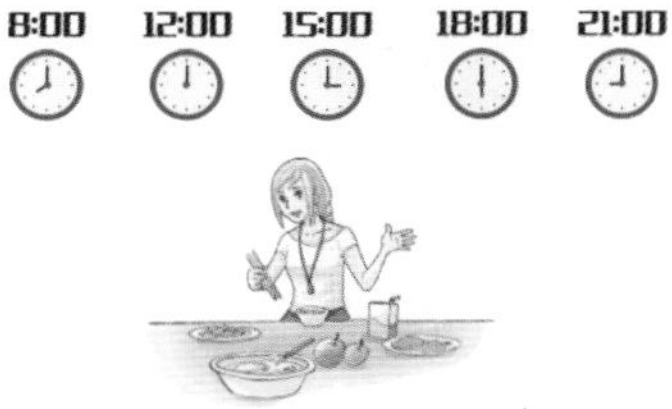

少吃多餐，食用清淡，易消化的食物

分多次，少量饮用新鲜果汁

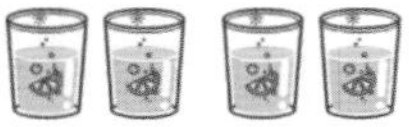

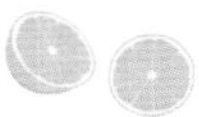

恶心时口中含点柠檬、糖

饮用干净的白开水、清茶或药店购买口服补液盐饮用，直到不再呕吐

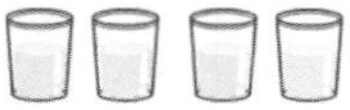

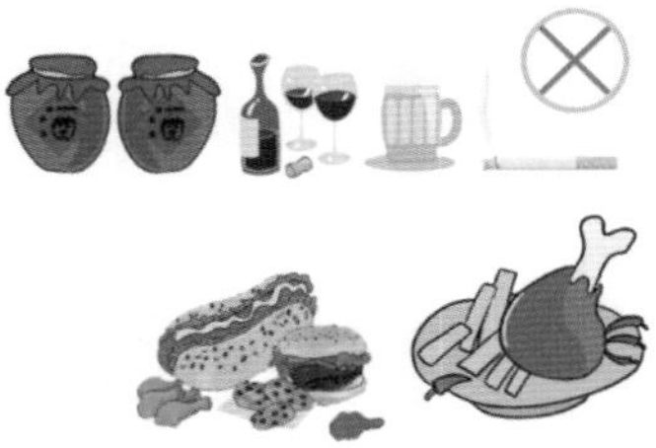

不吃辛辣或油煎的食物，戒烟、戒酒

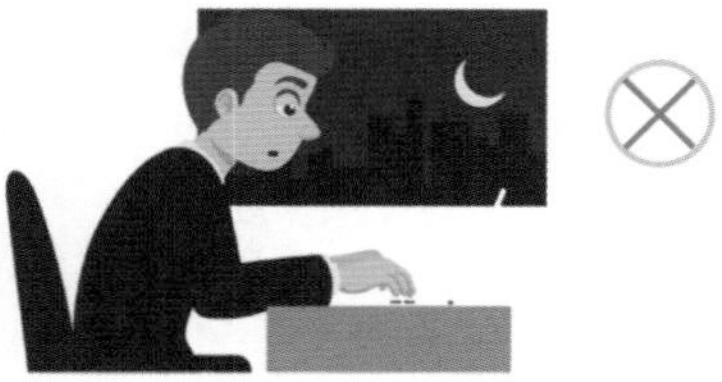

忌熬夜

抗结核治疗用药后的不适症状及处理

出现以下任一情况，立即看医生。

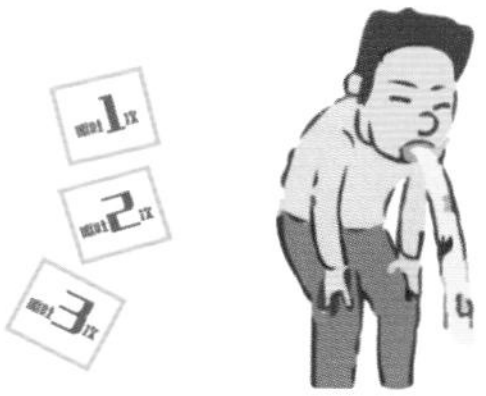

一天内多次呕吐或呕吐持续数天

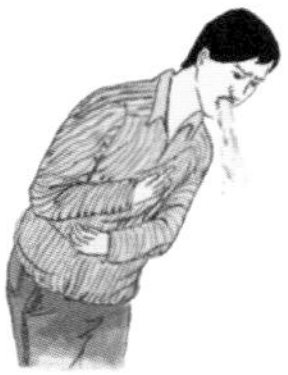

呕吐物中带血

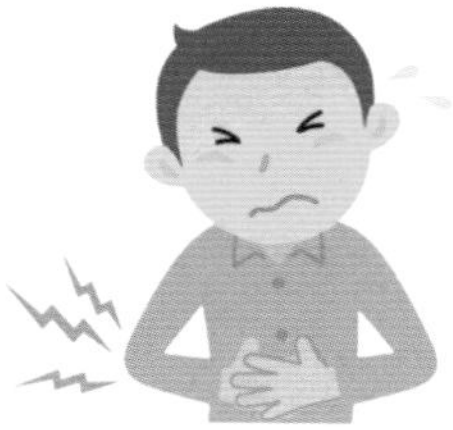

胃有刺痛感

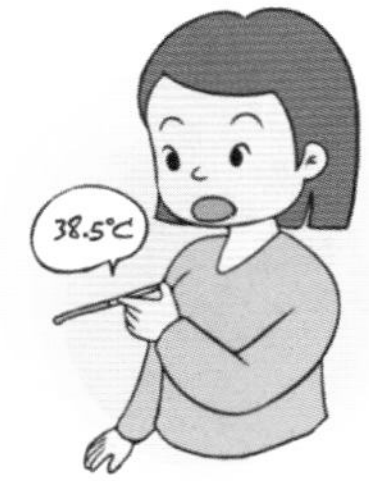

伴有发热

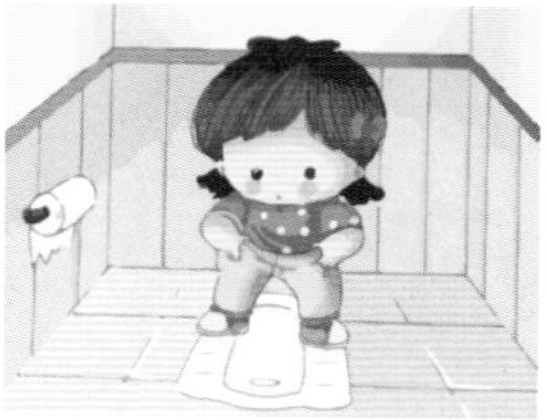

少尿

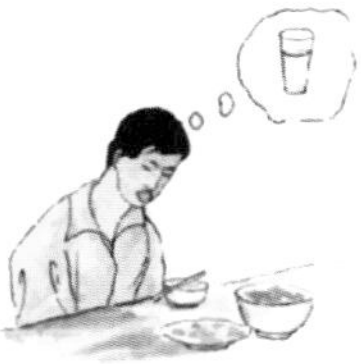

口干，无食欲

三、疲乏、无力

常见度：☹☹☹☹
危险度：☹☹

日常自我处理

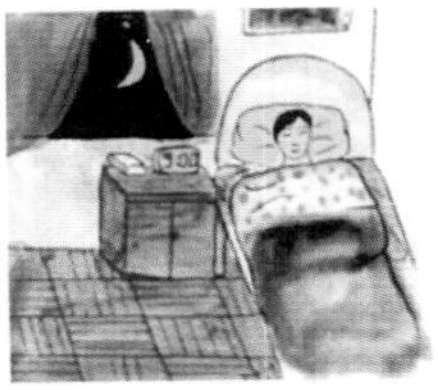

卧床休息

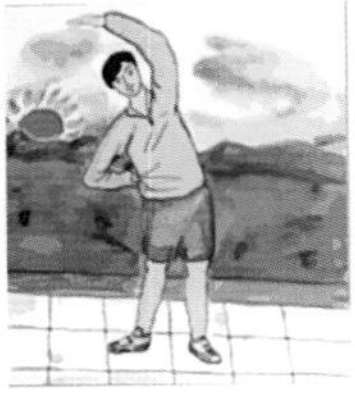

适度锻炼

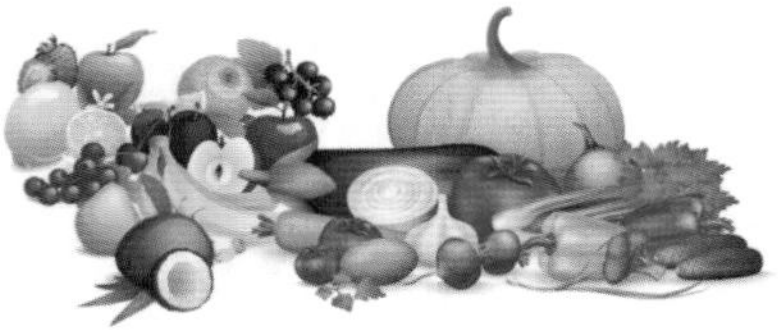

多吃水果、蔬菜

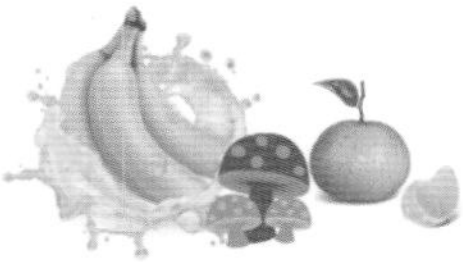

补充富含钾的食物，如：香蕉（糖尿病患者慎用）、橘子、香菇等

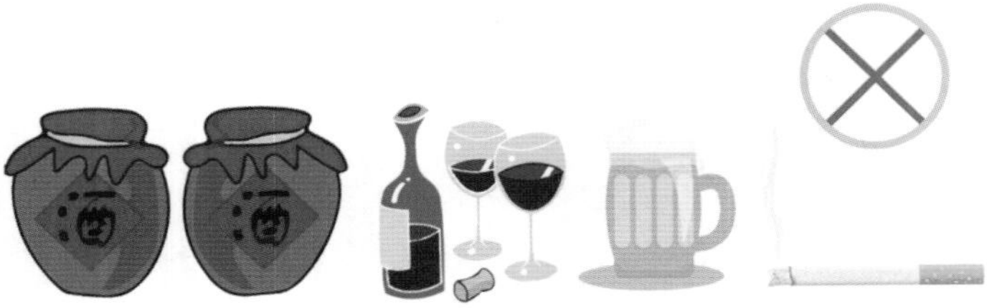

戒烟、戒酒或减少使用量

抗结核治疗用药后的不适症状及处理

出现以下任一情况，立即看医生。

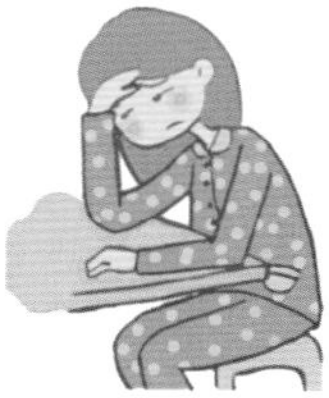

精神抑郁、倦怠

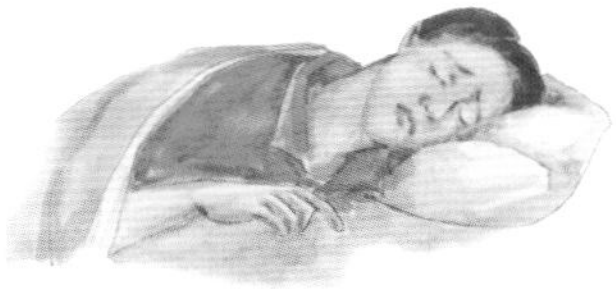

难以缓解的犯困

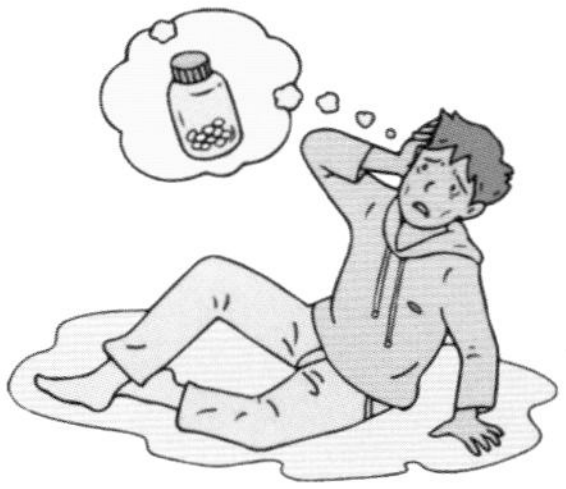

神志不清

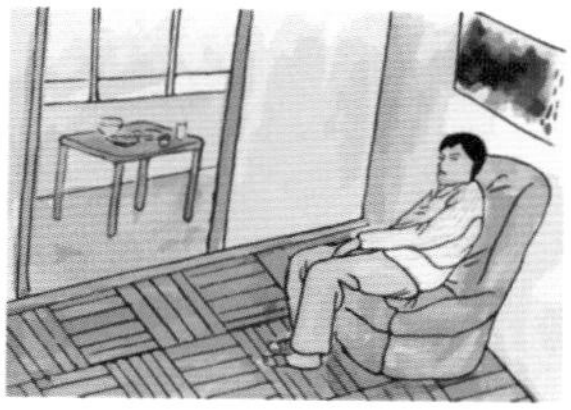

疲倦、眩晕已经让你难以挪动身体

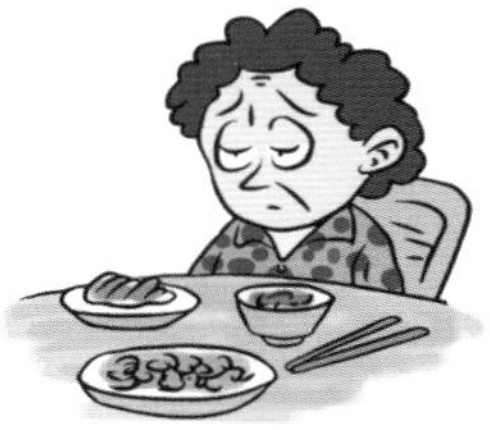

难以进食或吞咽困难

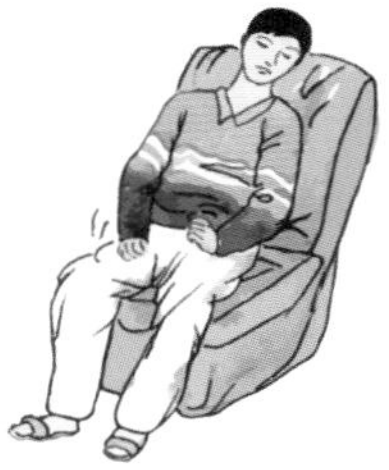

无法行走

四、烧心、打嗝、反酸

常见度：☹☹☹☹
危险度：☹☹

日常自我处理

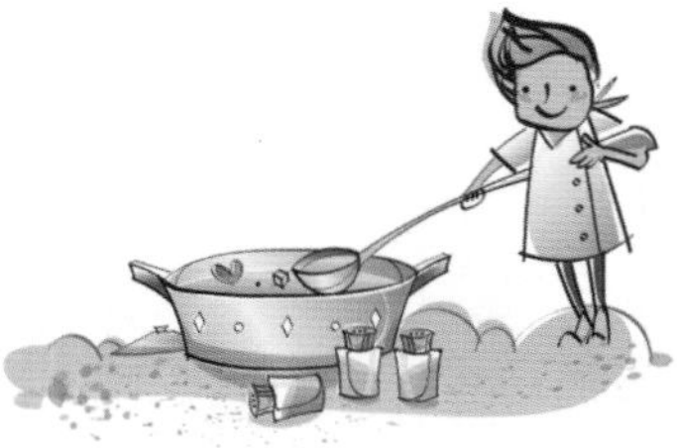

食用少量粥、藕粉

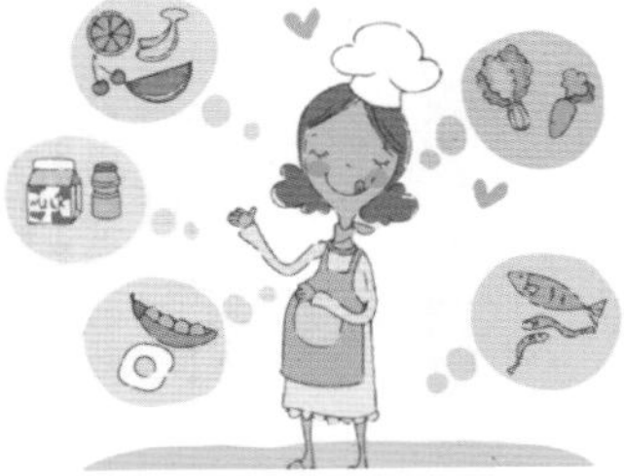

食用清淡，易消化的食物

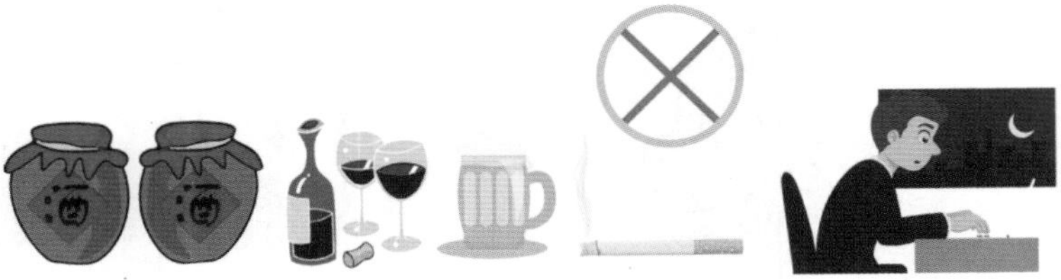

戒烟、戒酒、忌熬夜

抗结核治疗用药后的不适症状及处理

出现以下任一情况，立即看医生。

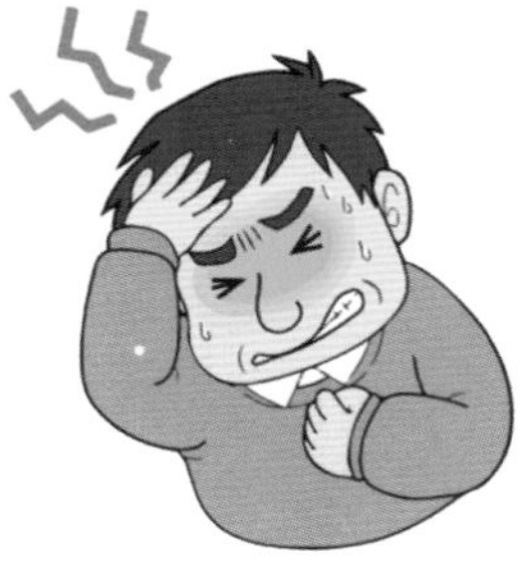

持续、剧烈的胃痛

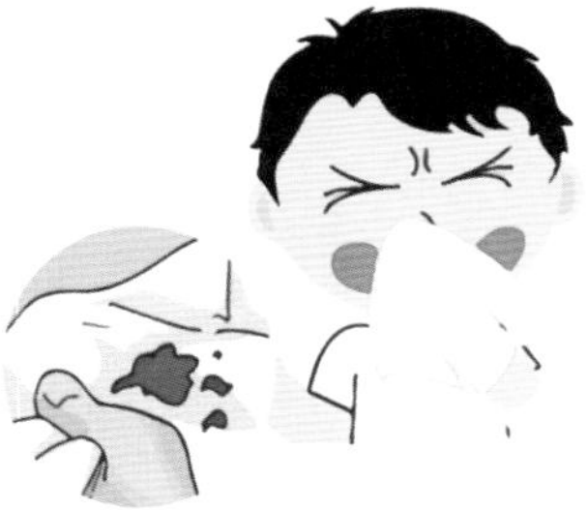

呕血

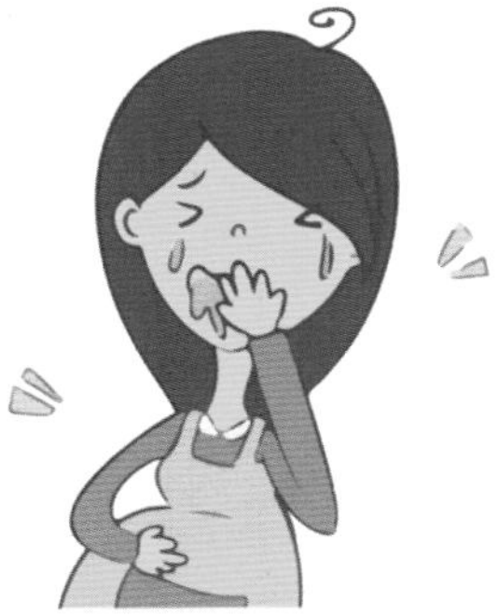

剧烈呕吐

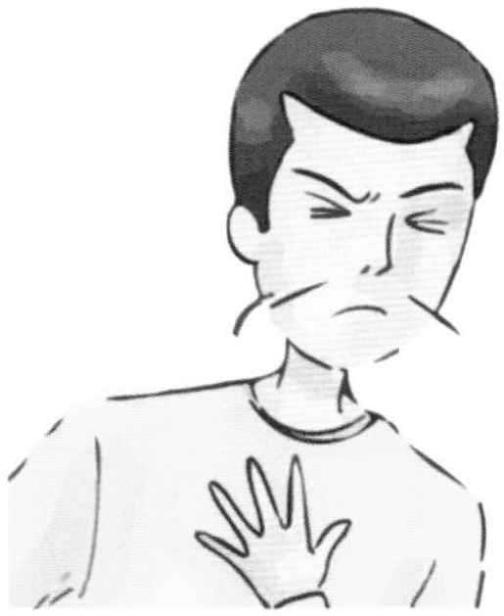

伴有呼吸困难

五、关节痛

常见度：
危险度：

日常自我处理

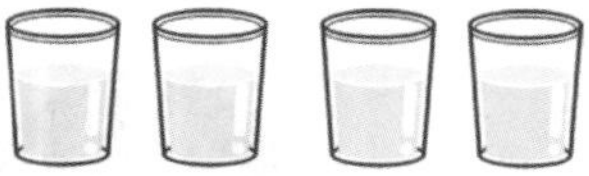

多喝水（苏打水更佳）

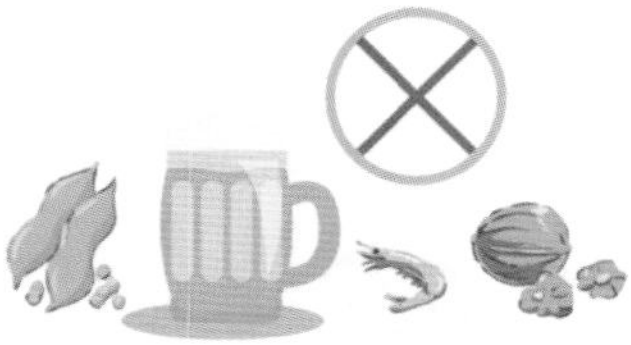

少食用海产品、啤酒、豆类及豆制品等食物

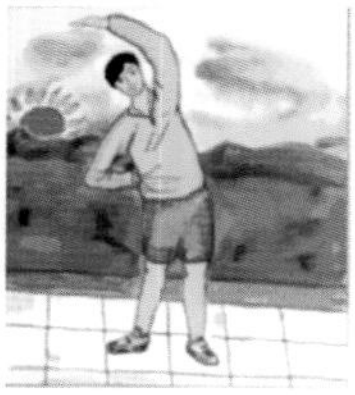

进行舒缓的运动

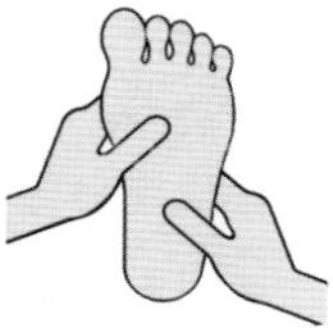

用活络油按摩

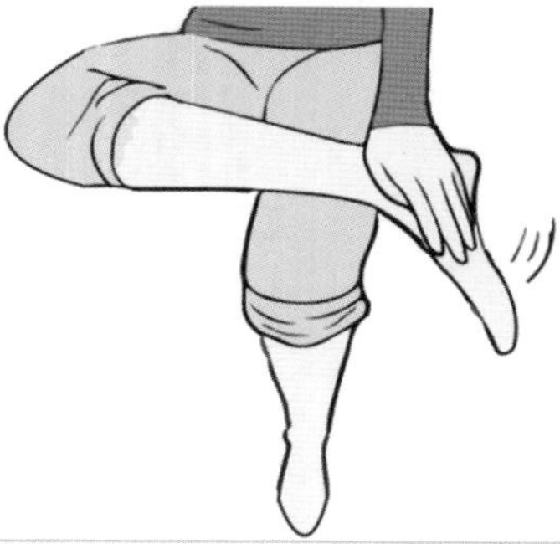

坐下休息时
将肿痛的腿抬高

抗结核治疗用药后的不适症状及处理

出现以下任一情况，立即看医生。

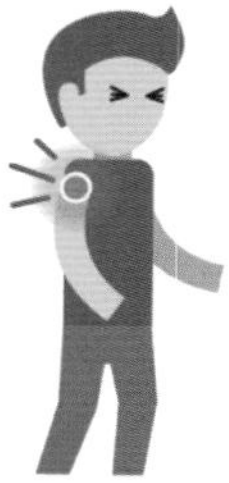

关节疼痛难以耐受

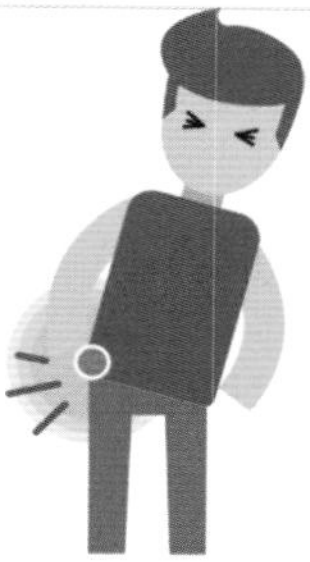

无法正常行走

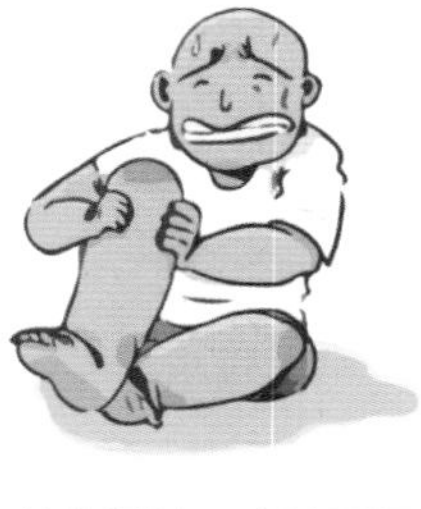

关节红肿，皮肤受损

六、蚁走感、针刺麻木感

常见度：☹☹☹
危险度：☹☹☹

日常自我处理

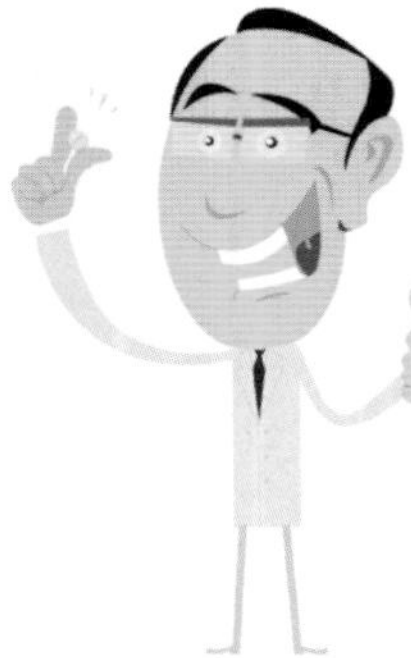

遵医嘱服用维生素B_6，但必须确保B_6与抗结核药分开服用

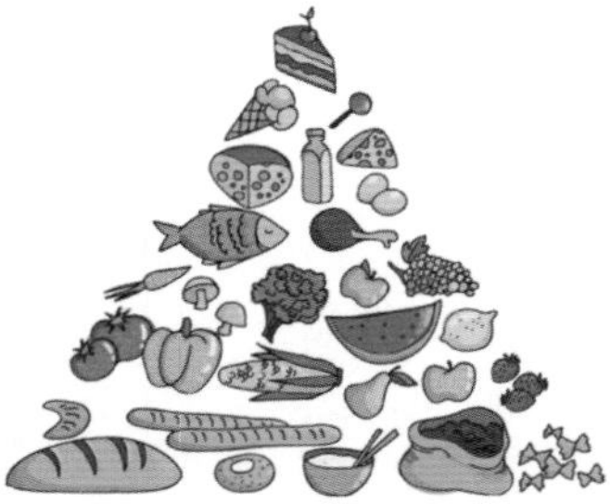

多吃富含维生素B的食物，如谷物、新鲜蔬菜、水果、牛乳、蛋黄、瘦肉、肝、花生等

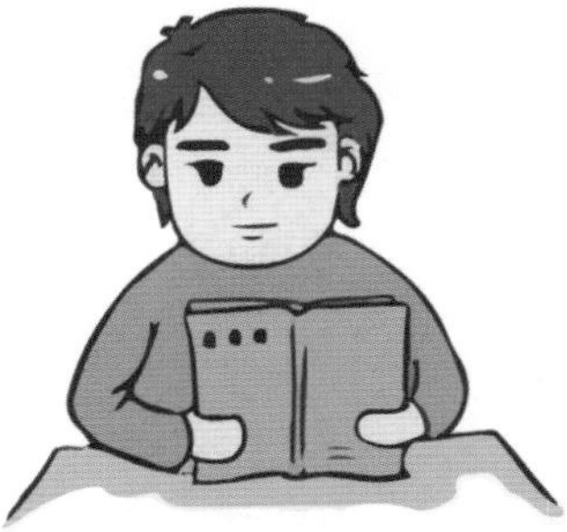

找些事情做来转移注意力

抗结核治疗用药后的不适症状及处理

出现以下任一情况，立即看医生。

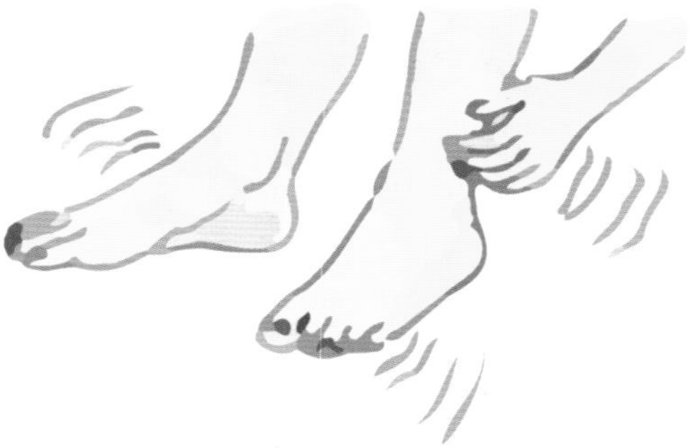

症状持续或难以忍受

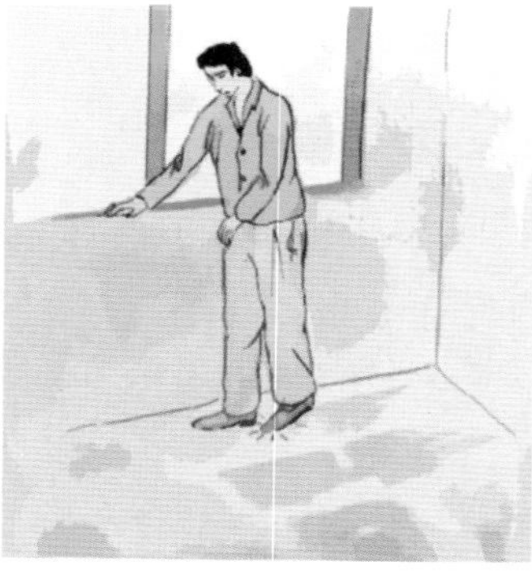

肌肉疼痛难忍

七、发热

常见度：☹☹☹
危险度：☹☹☹☹

日常自我处理

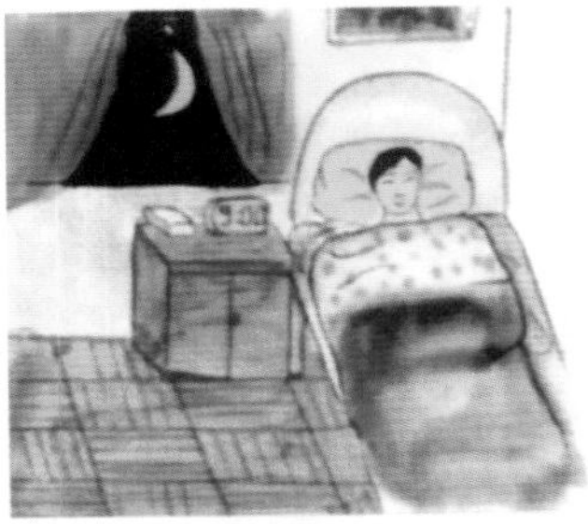

卧床休息

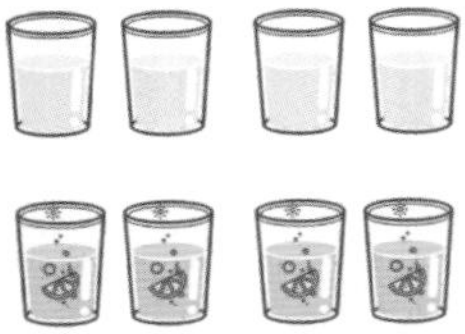

多饮水、果汁

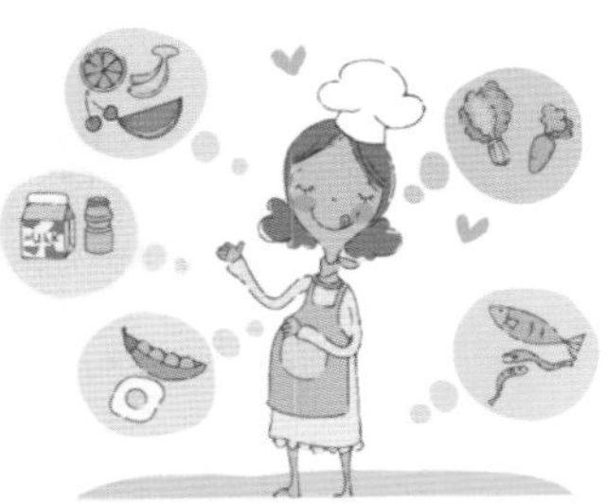

食用清淡、易消化的食物

抗结核治疗用药后的不适症状及处理

出现以下任一情况，立即看医生。

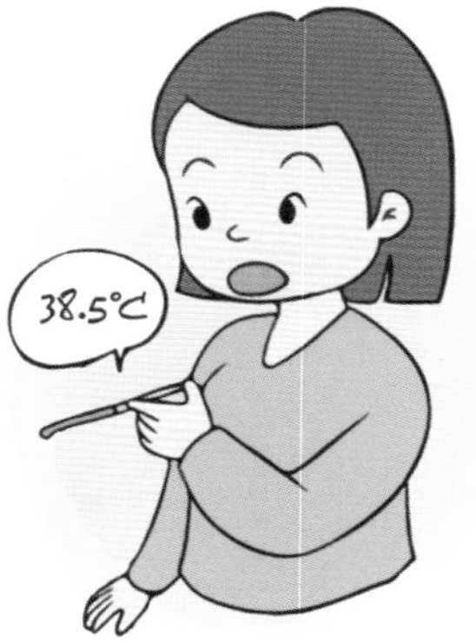

体温超过38.5℃应立即就医

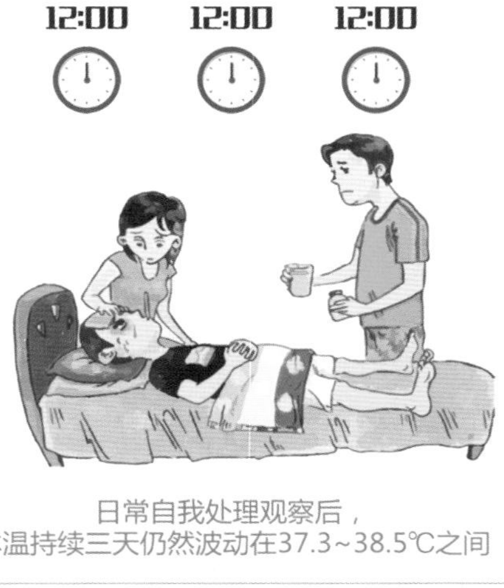

日常自我处理观察后，
体温持续三天仍然波动在37.3~38.5℃之间

八、皮肤瘙痒/皮疹

常见度：☹☹☹
危险度：☹☹☹☹

日常自我处理

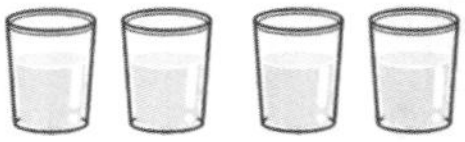
多饮水，保持皮肤水分

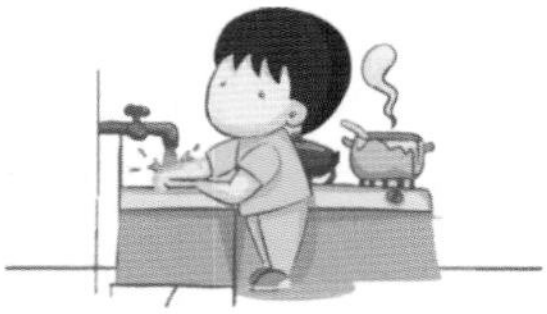
保持皮肤清洁

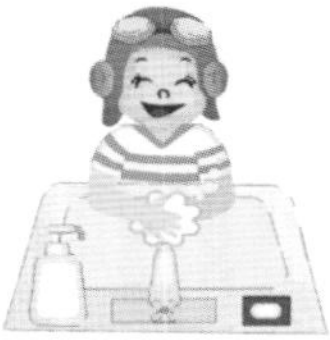
选择无刺激性的
个人卫生用品（香皂）

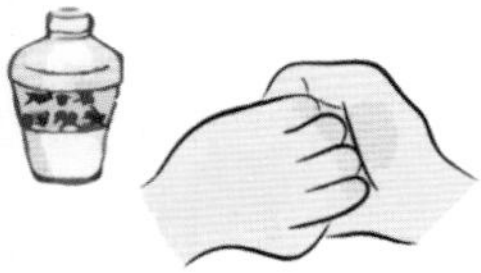
使用芦荟液擦拭局部，
洗浴后使用润肤露

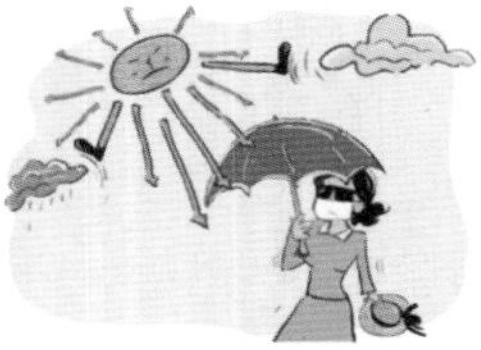
避免阳光照射

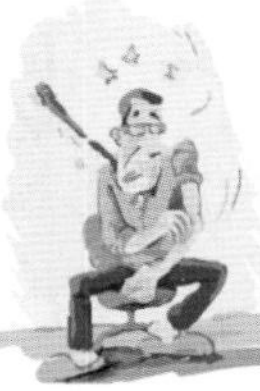
避免过多搔抓

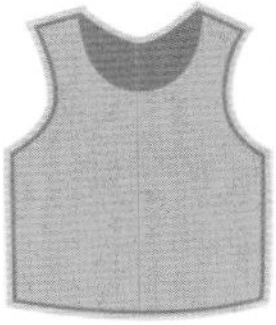
保持内衣裤的宽松洁净

抗结核治疗用药后的不适症状及处理

出现以下任一情况，立即看医生。

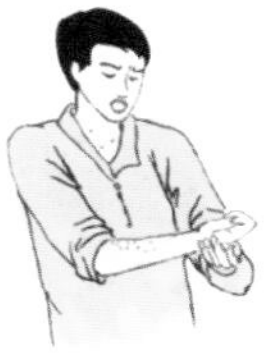

全身多处皮肤出现成片皮疹

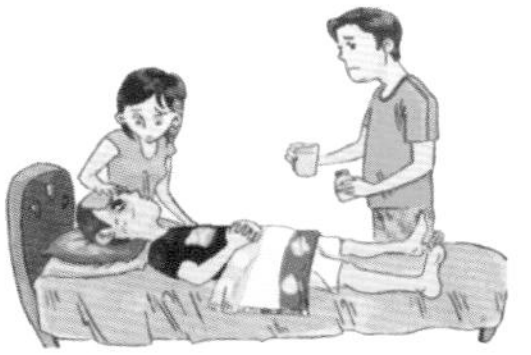

伴有发热

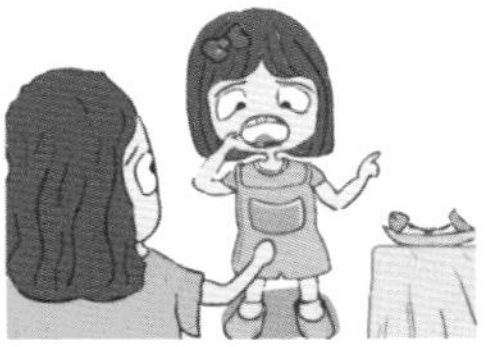

咽部及口腔疼痛

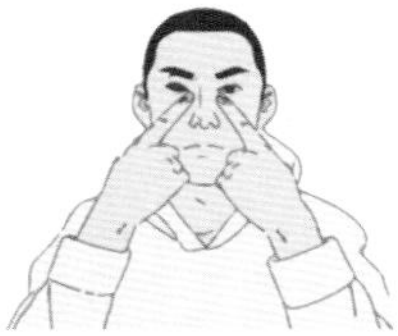

嘴唇、眼部水肿

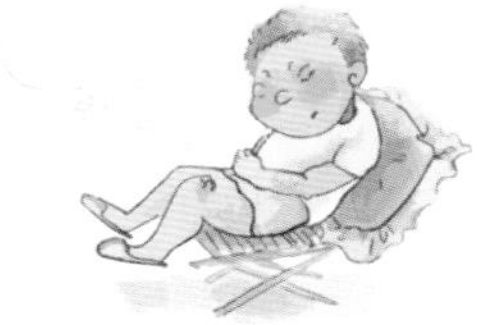

出现水疱或溃疡等症状

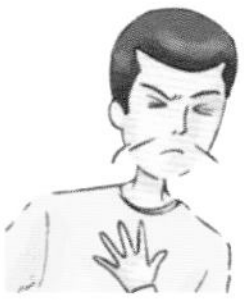

呼吸（喘息）困难

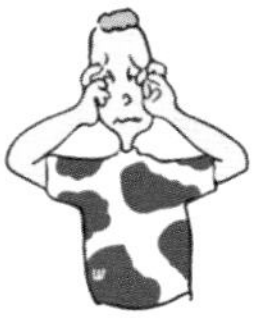

眼红、眼白发黄、眼睛痒

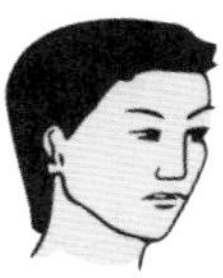

皮肤发黄

九、记忆力下降、失眠、头晕/眩晕、兴奋

常见度：☹☹
危险度：☹☹☹☹

日常自我处理

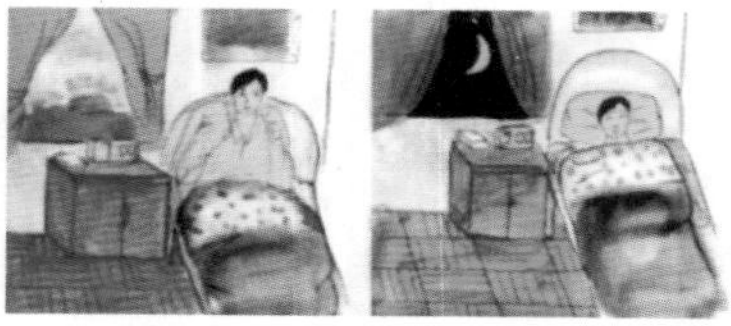

保持规律的作息时间

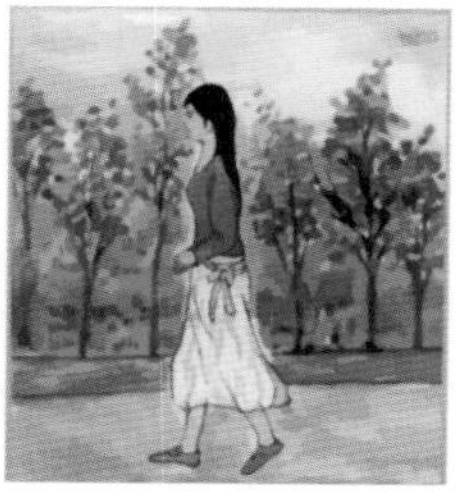

尽量每天都到户外走一走，
适度做些运动

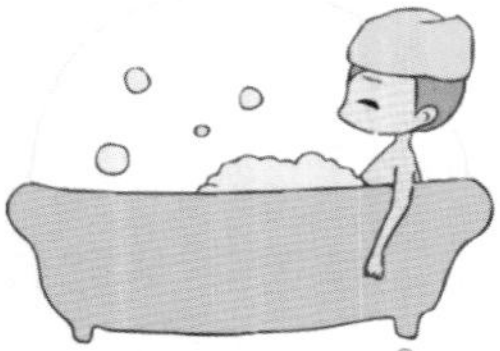

睡前洗个热水澡、做些舒缓的运动、
听令人放松的轻音乐

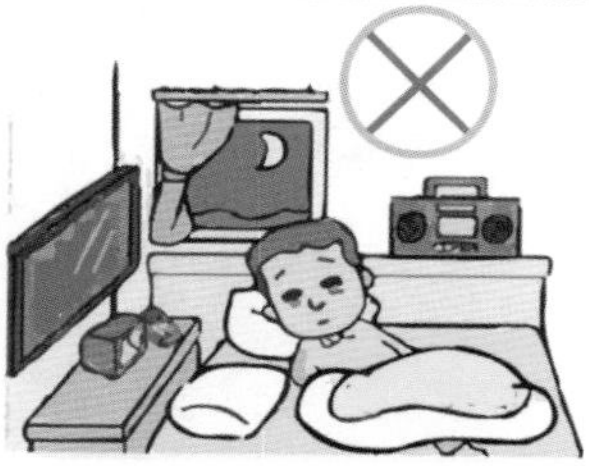

不要躺在床上看电视、
使用电脑、玩手机

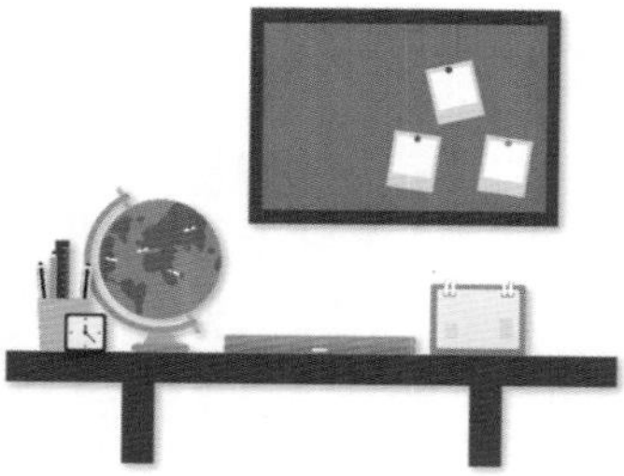

记忆力下降可能导致漏服药，
甚至影响到正常的工作或生活，
因此应充分利用多种提醒
备忘的手段来减少出错

抗结核治疗用药后的不适症状及处理

出现以下任一情况，立即看医生。

症状加剧或者已严重影响到正常的生活或工作

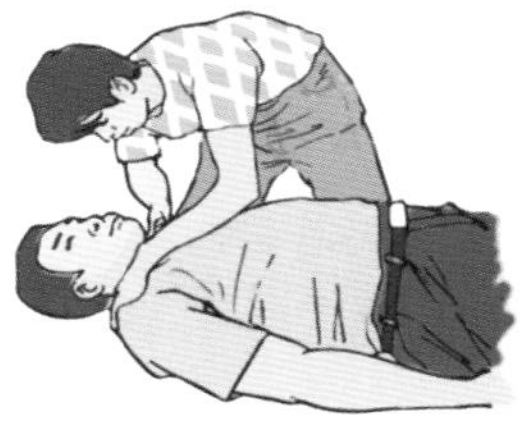

出现短暂性昏迷

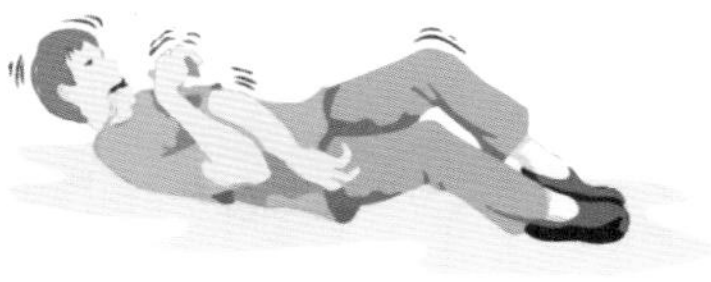

四肢抽搐、口吐白沫

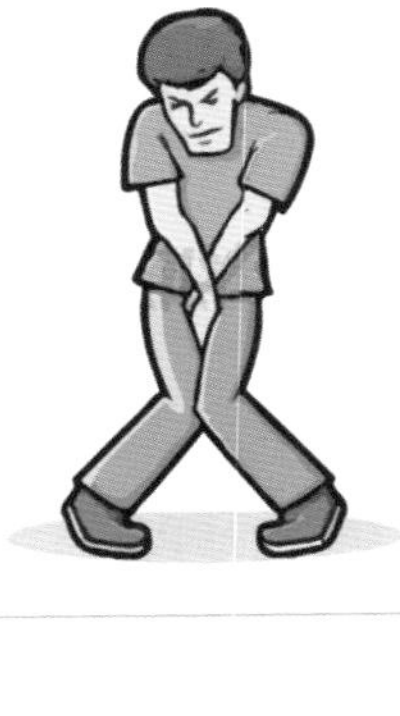

大小便失禁

十、视力下降

常见度：☹
危险度：☹☹☹☹☹

日常自我处理

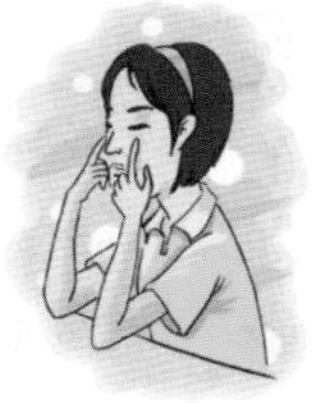

做眼保健操

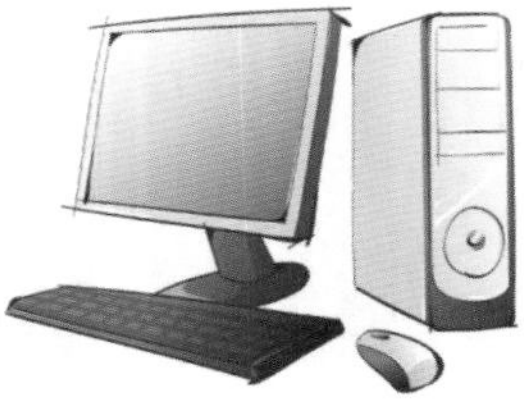

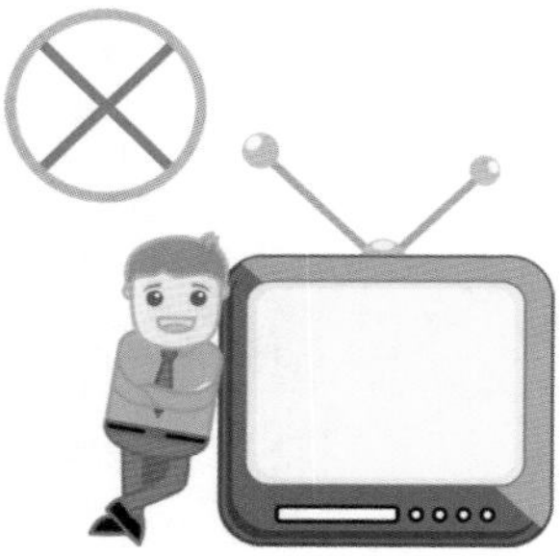

少用电脑，少看电视

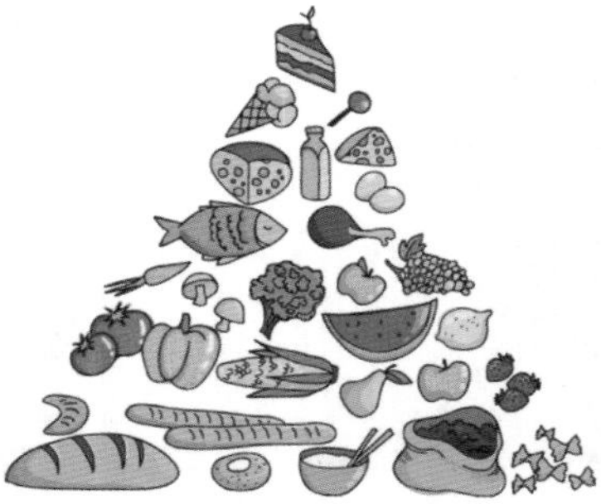

多食用富含维生素A和胡萝卜素的食物，如牛奶、鸡蛋、胡萝卜、韭菜、油菜、荠菜、红薯、西红柿

抗结核治疗用药后的不适症状及处理

出现以下任一情况，立即看医生。

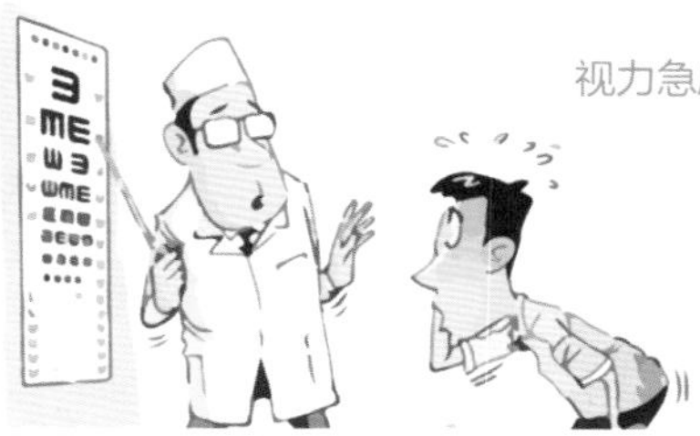

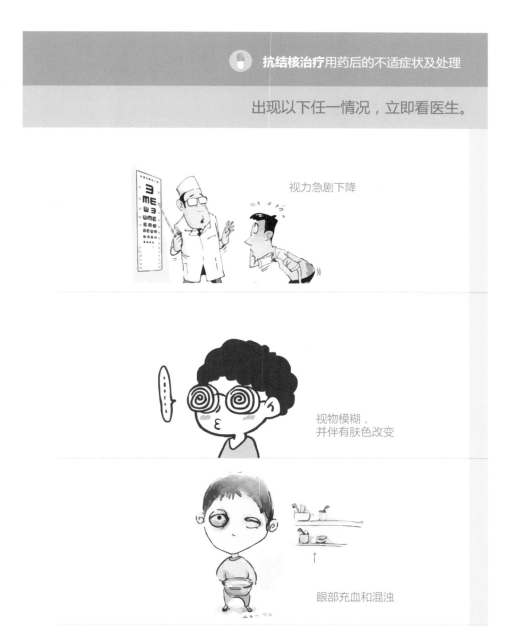

视力急剧下降

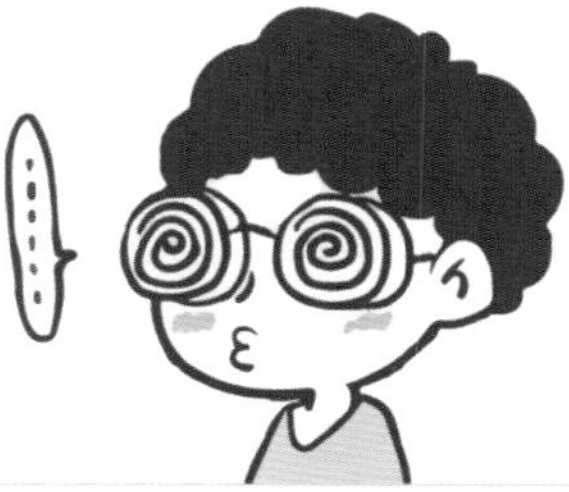

视物模糊，
并伴有肤色改变

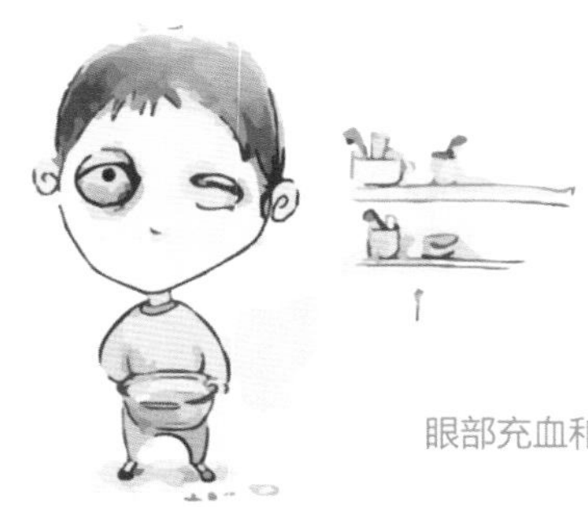

眼部充血和混浊

十一、焦虑、精神沮丧、压抑

常见度：
危险度：

日常自我处理

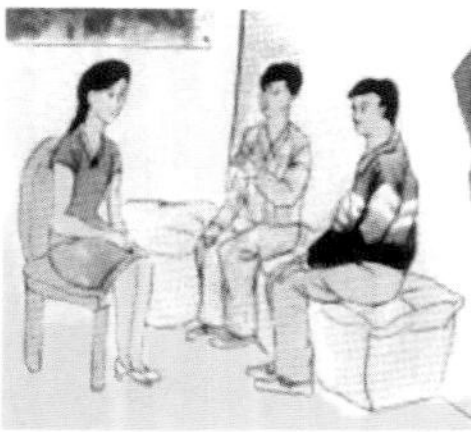

向自己信任的家人、朋友、病友或咨询员倾诉自己的感受和所担心的问题，共同寻求解决问题的办法

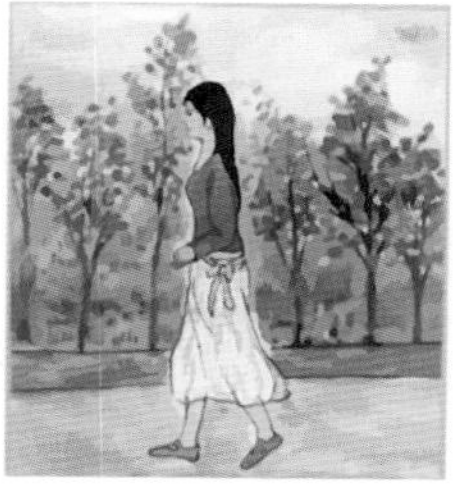

散步、适度锻炼能愉悦心情

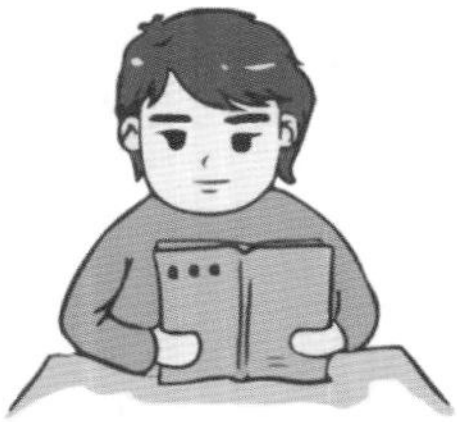

找些自己喜欢的事情做

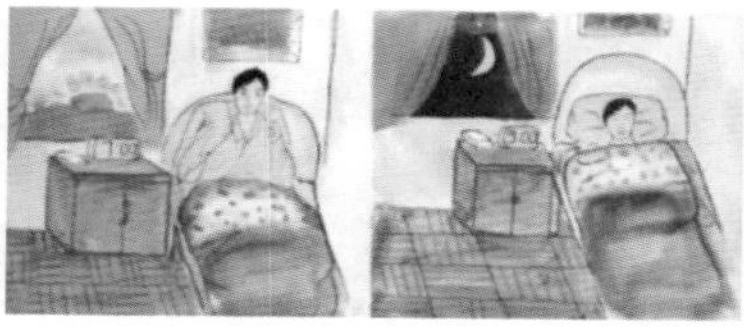

保持规律的作息时间

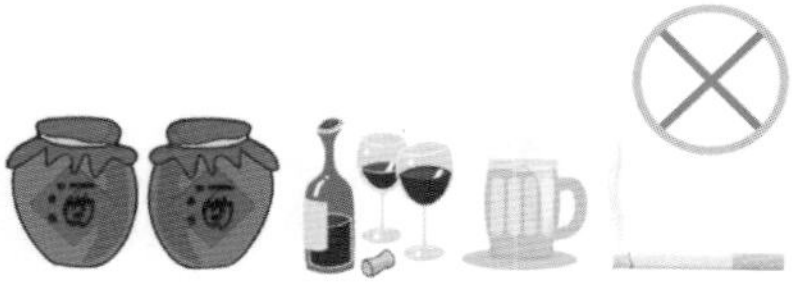

不要饮酒或吸烟，这些不利于结核病的治疗

焦虑情绪表　抑郁情绪表

定期通过焦虑抑郁评估量表（见二维码）掌握自己的情绪状况。必要时寻求心理支持

抗结核治疗用药后的不适症状及处理

出现以下任一情况，立即看医生。

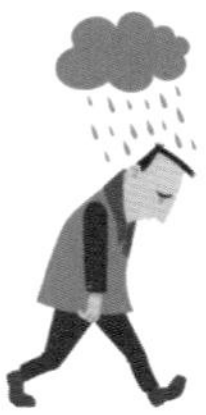

心理压力已影响到正常的生活或工作

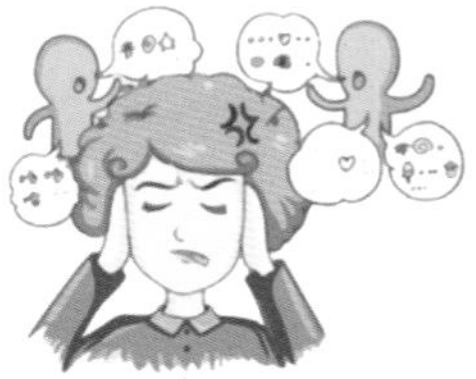

幻视、幻听、猜疑

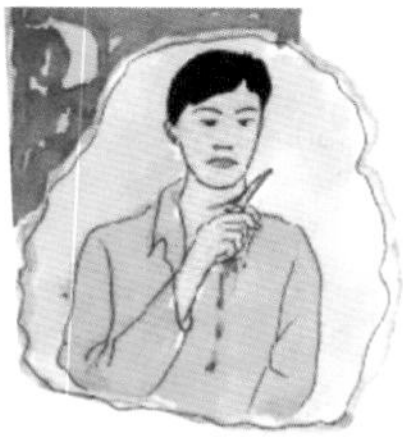

有轻生的念头或对周围的人存在攻击倾向

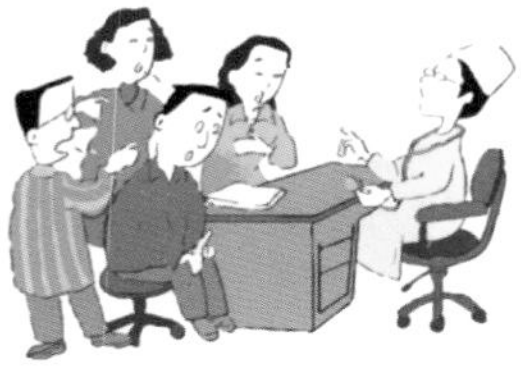

有些精神沮丧、焦虑和压抑的问题，
患者可能无法自我觉察，需要家属协助尽快就医

十二、听力下降

常见度：☹
危险度：☹☹☹☹☹

日常自我处理

用于耐多药结核治疗的针剂可能对听力有影响

少去过于喧闹嘈杂的地方，保持休养环境的安静
不宜用耳过度，如：长时间听音乐、接听电话或戴耳机

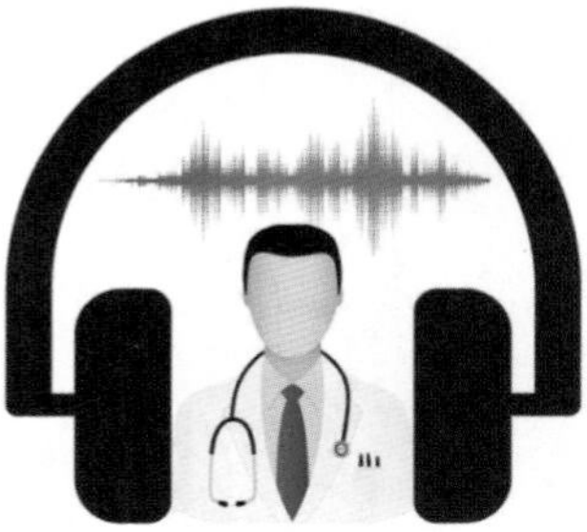

患者自己可能不易及时发现听力的变化，
因此在开始治疗以前和强化期内每月接受听力测试
有助于结核医生及早发现问题，及时处理

抗结核治疗用药后的不适症状及处理

出现以下任一情况，立即看医生。

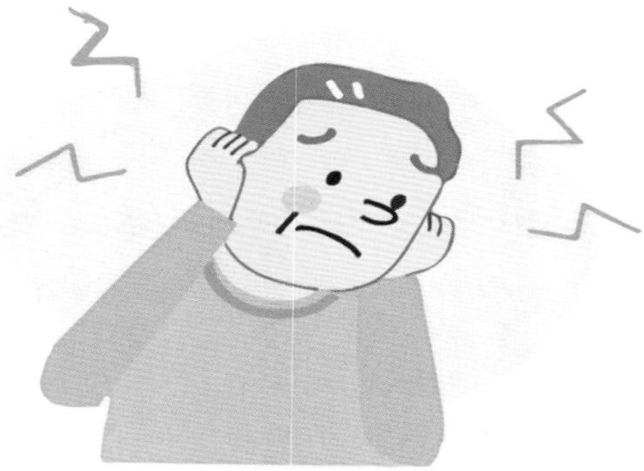

耳鸣、听力减退、堵耳感

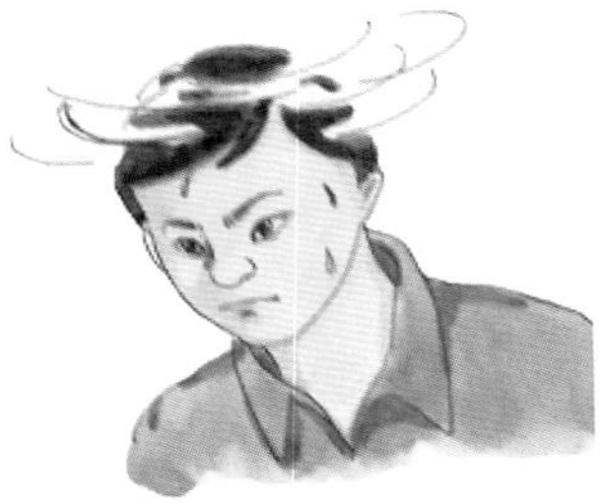

眩晕、肢体麻木

十三、无需特殊处理的症状

出现以下任一情况，无需处理。

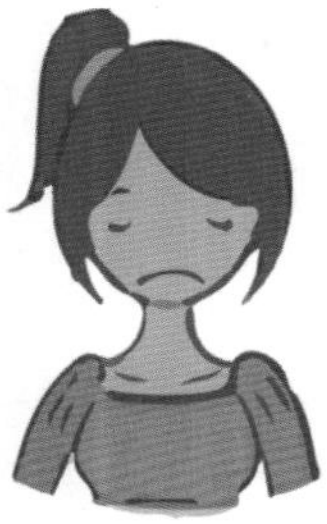

皮肤变黑，治疗完成停药后肤色会逐渐恢复正常

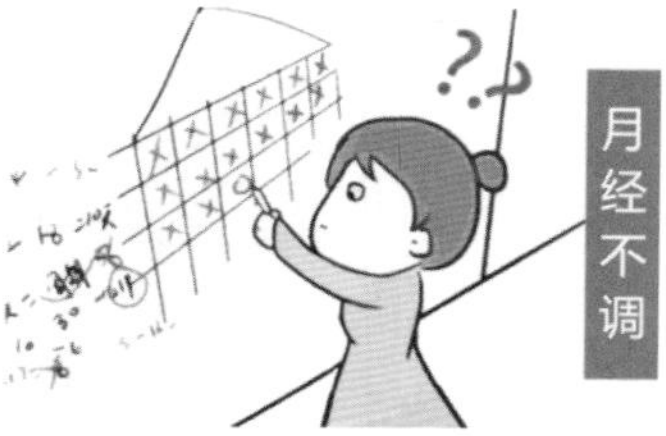

抗结核药会导致月经周期不规律

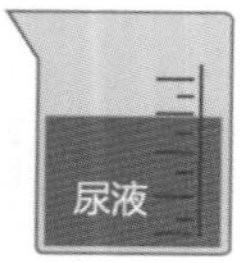

尿液变红

服用利福平类药物后，尿液、大便变红，属正常现象。患者停药后症状会逐渐消失，无需特殊处理

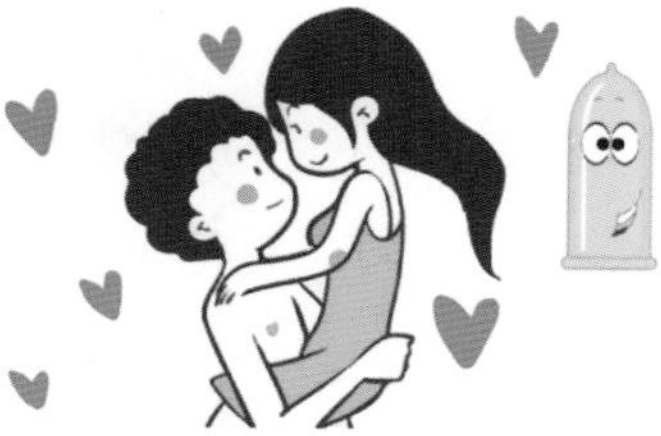

利福平会减低避孕药的药效，性生活时最好使用安全套或者咨询医生其他有效避孕措施

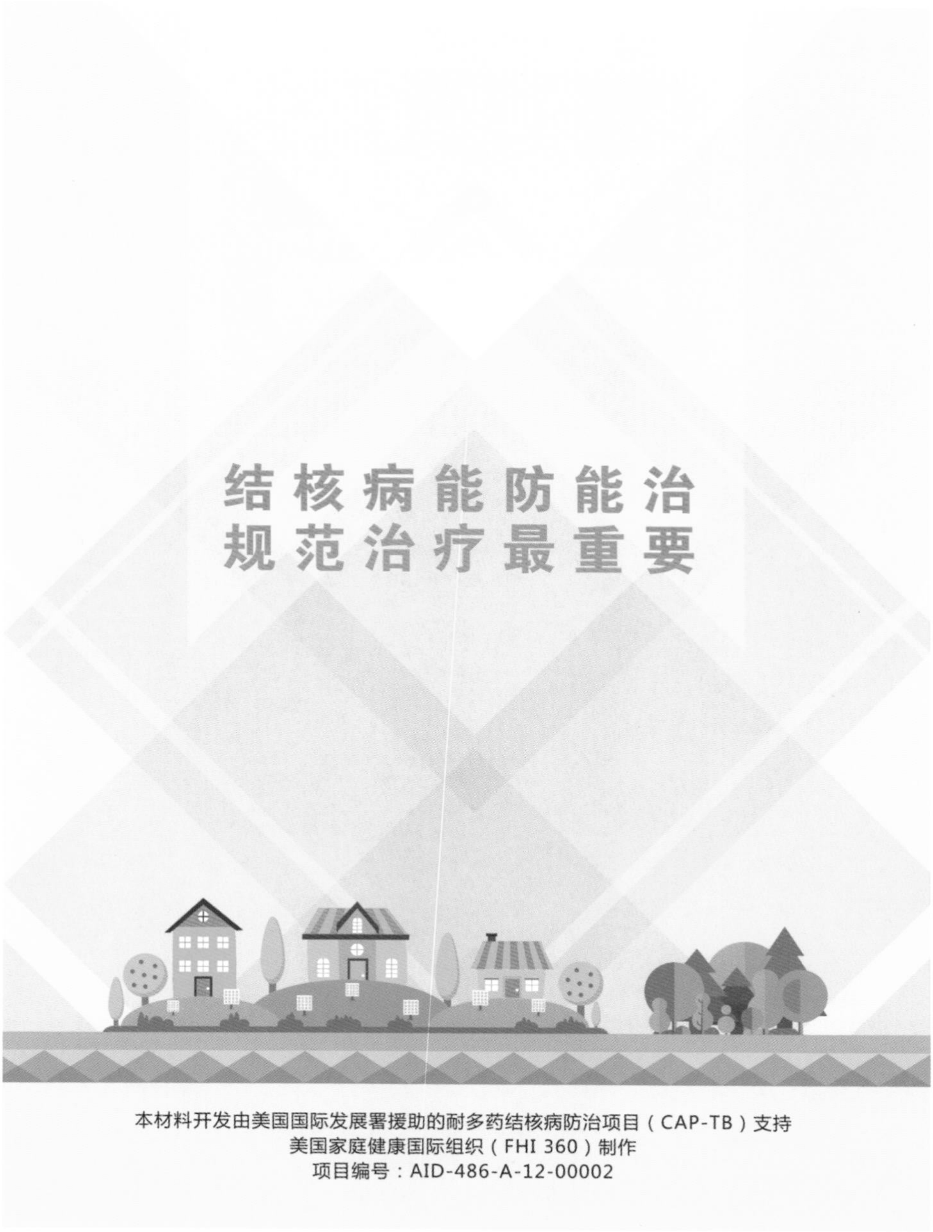
结核病能防能治
规范治疗最重要
本材料开发由美国国际发展署援助的耐多药结核病防治项目（CAP-TB）支持
美国家庭健康国际组织（FHI 360）制作
项目编号：AID-486-A-12-00002

3.6 小黄的故事——结核病知识与行为套卡

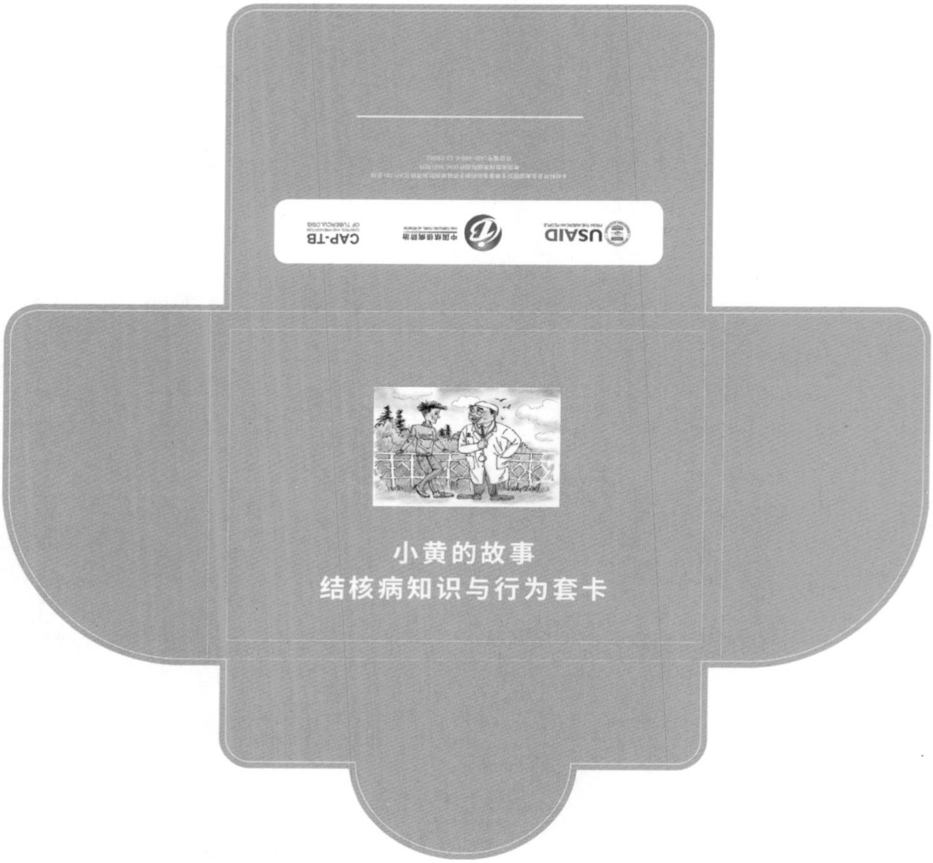

与结核病患者握手

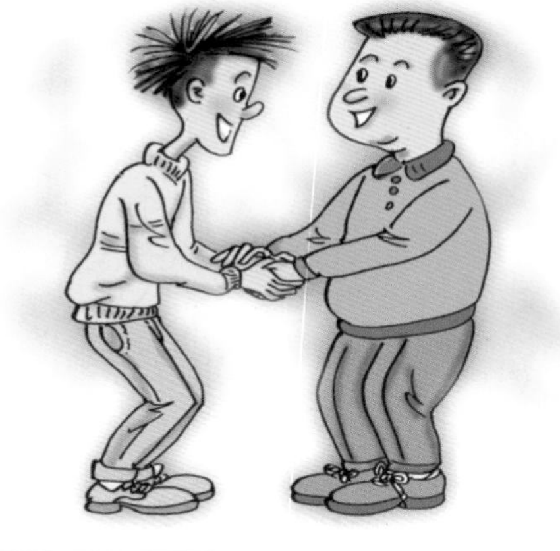

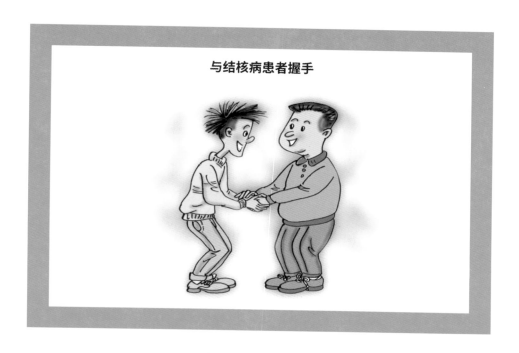

与结核病患者一起吃饭

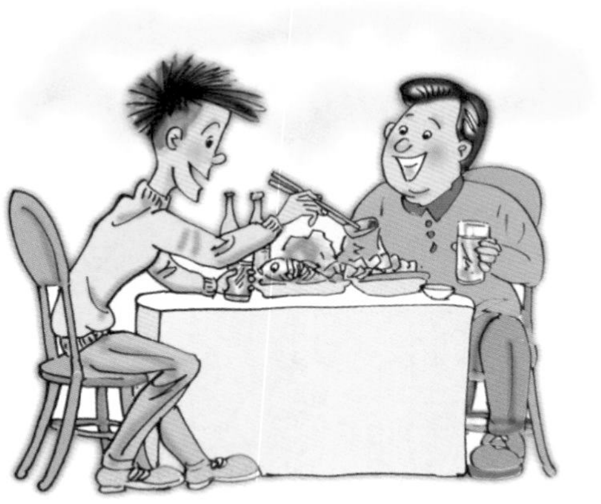

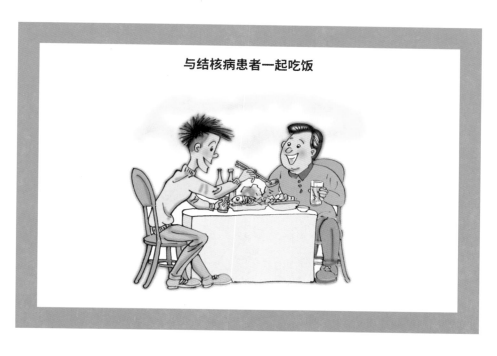

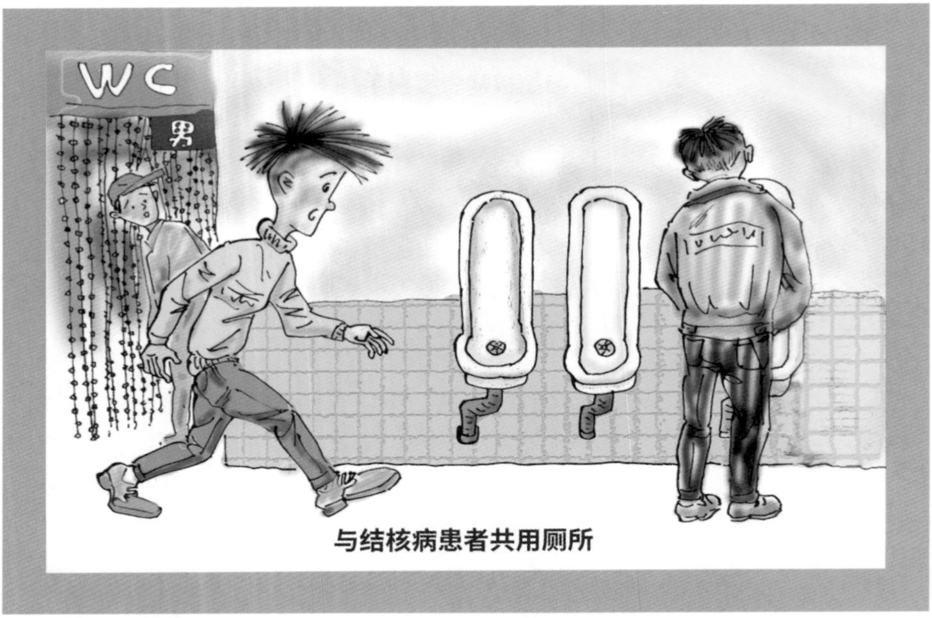
WC
男
与结核病患者共用厕所

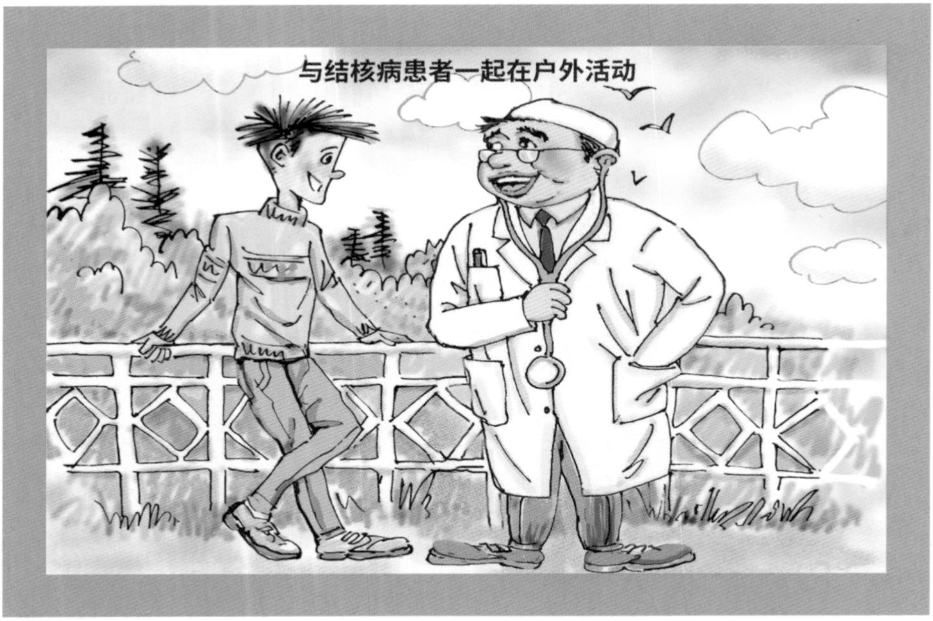
与结核病患者一起在户外活动

结核病患者咳嗽时飞沫喷溅

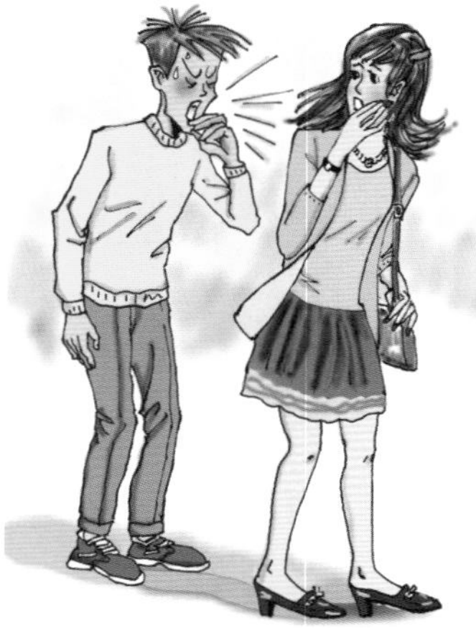

结核病患者到医疗机构就诊佩戴口罩

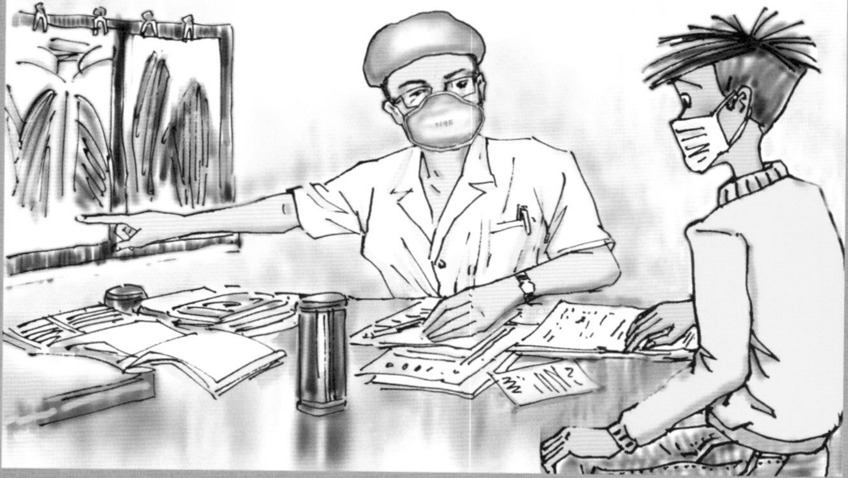

结核病患者咳嗽、打喷嚏时用手肘掩住口鼻

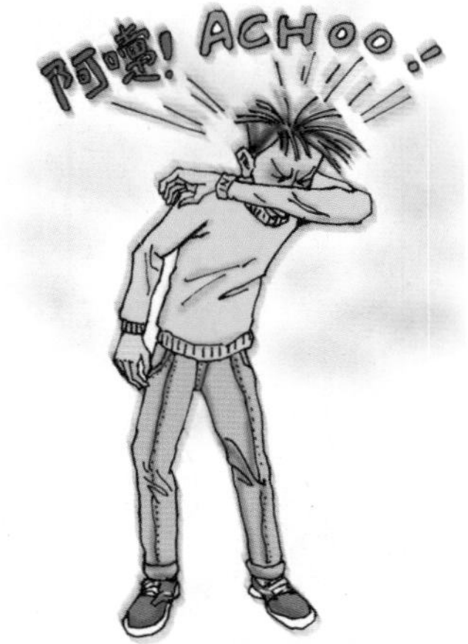

结核病患者咳嗽、打喷嚏时用纸巾掩住口鼻

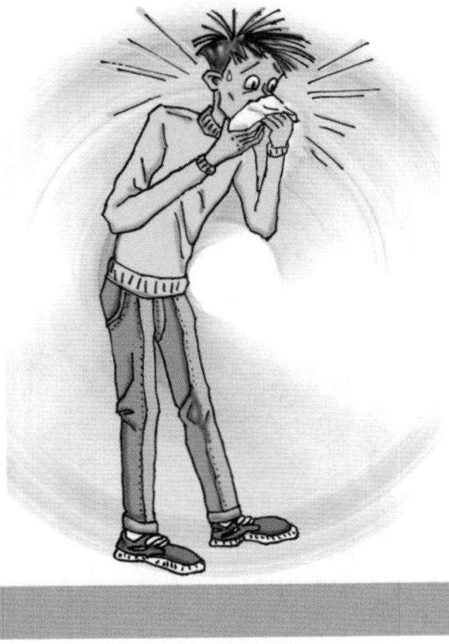

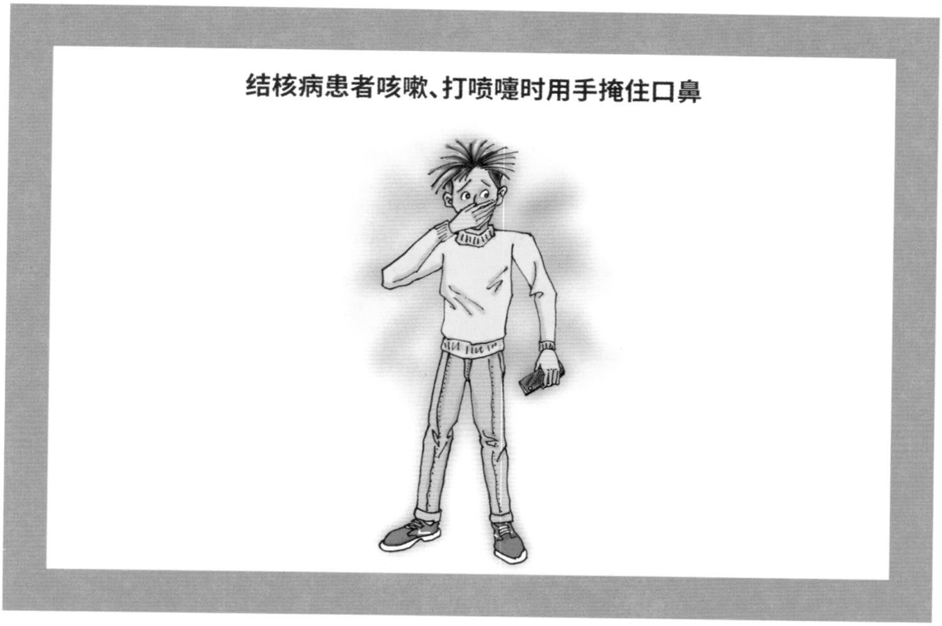

结核病患者咳嗽、打喷嚏时用手掩住口鼻

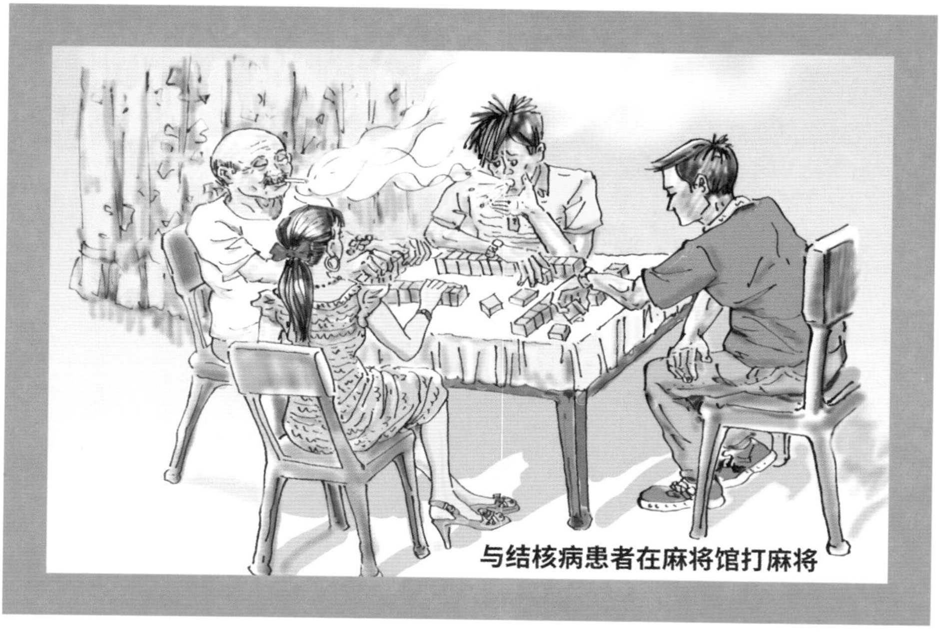

与结核病患者在麻将馆打麻将

高危

低危

无危

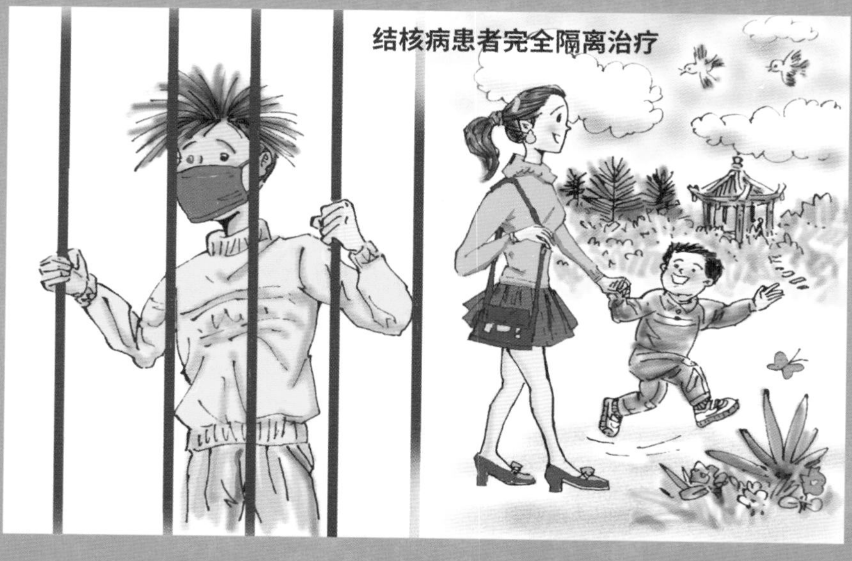

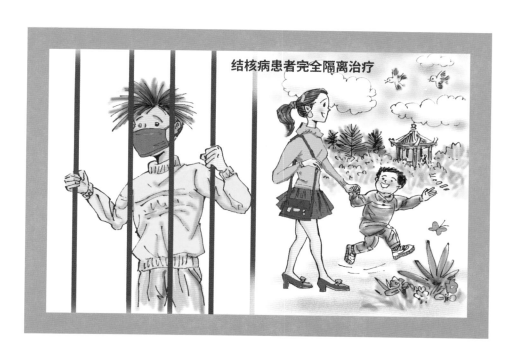

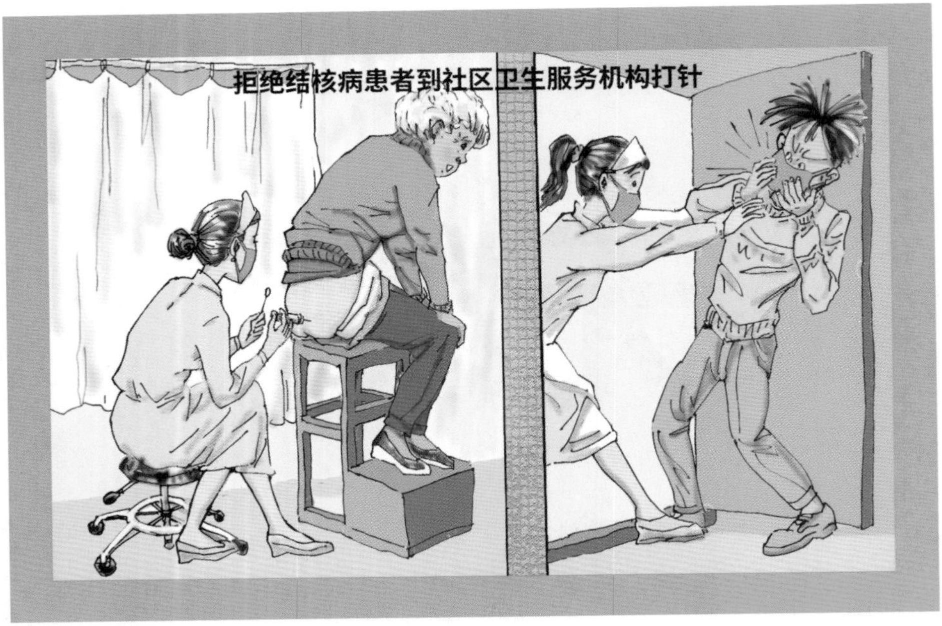
拒绝结核病患者到社区卫生服务机构打针

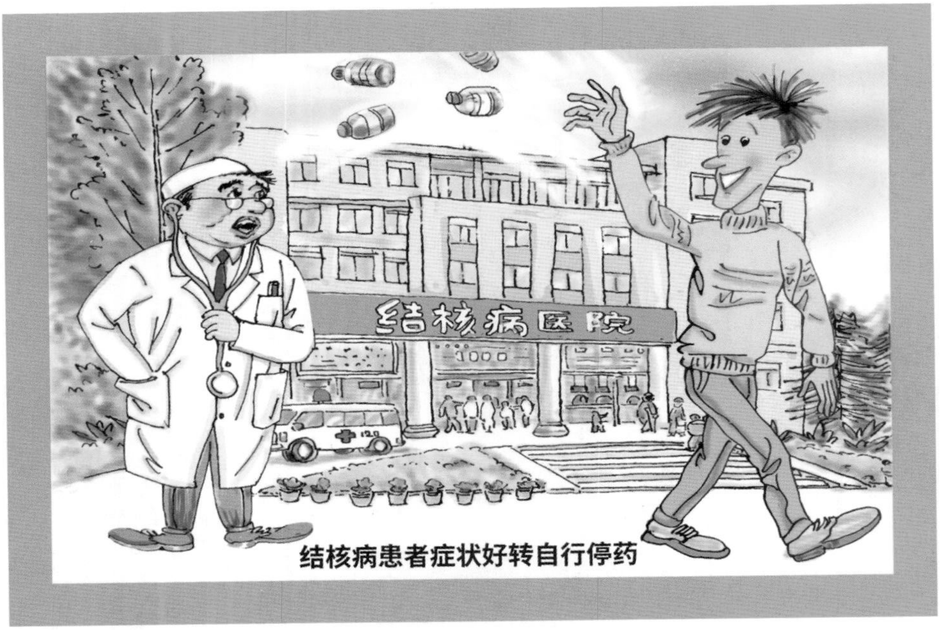
结核病医院
结核病患者症状好转自行停药

结核病患者与家人分餐饮食

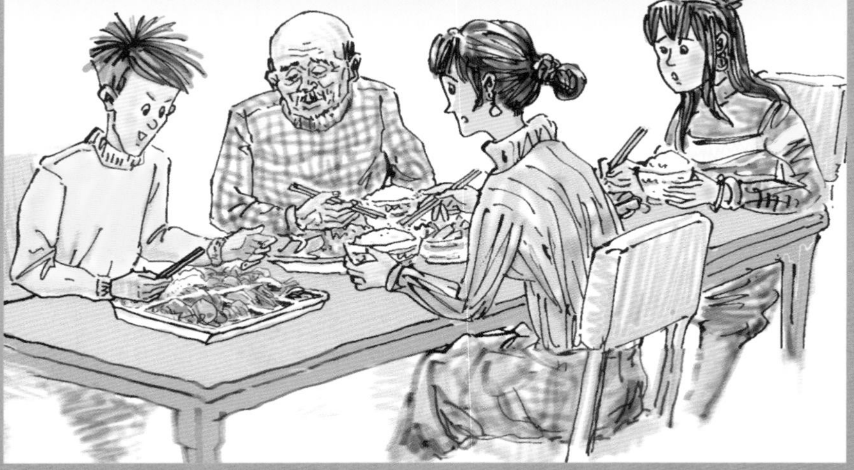

结核病患者或家属认为过年打针不吉利

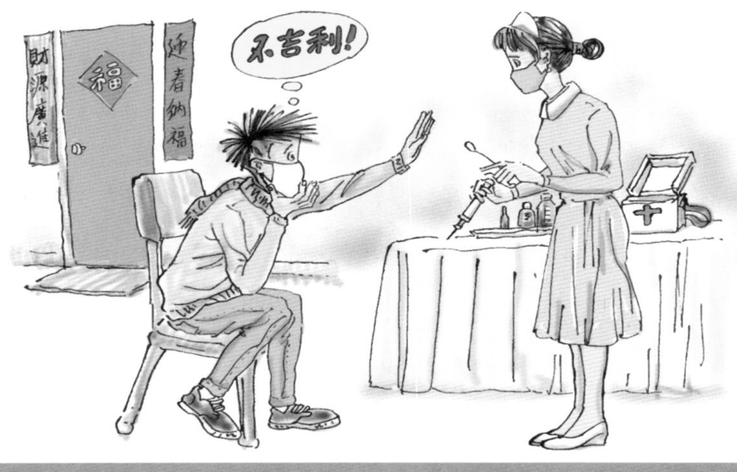

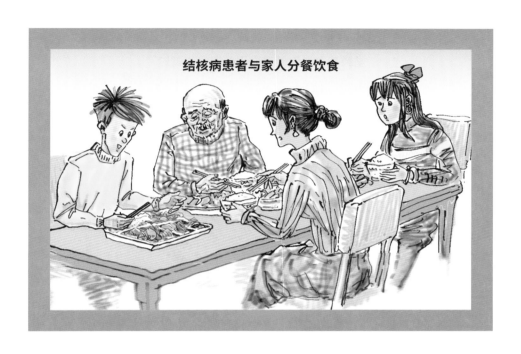

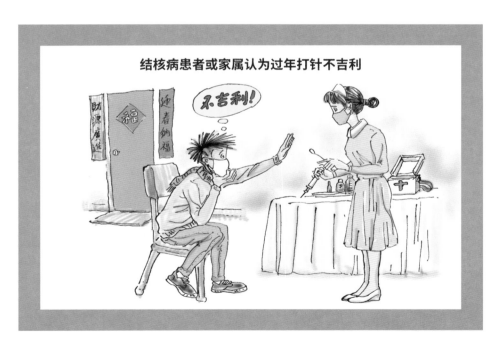

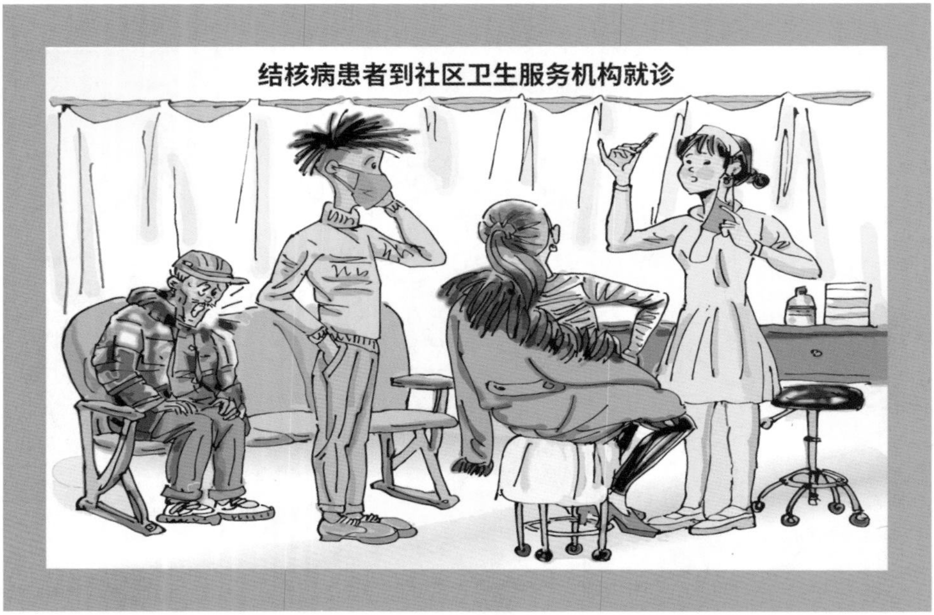
结核病患者到社区卫生服务机构就诊

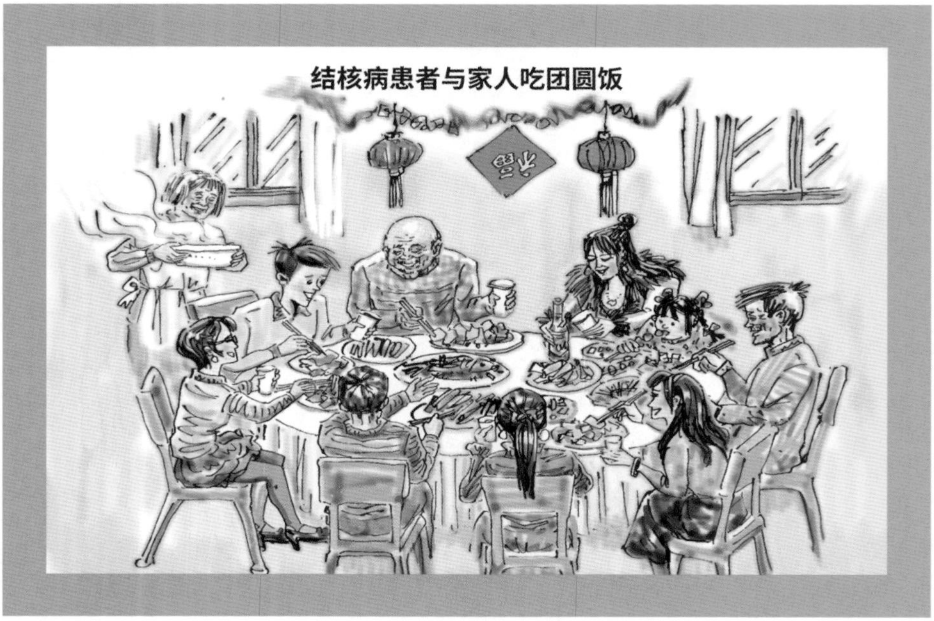
结核病患者与家人吃团圆饭

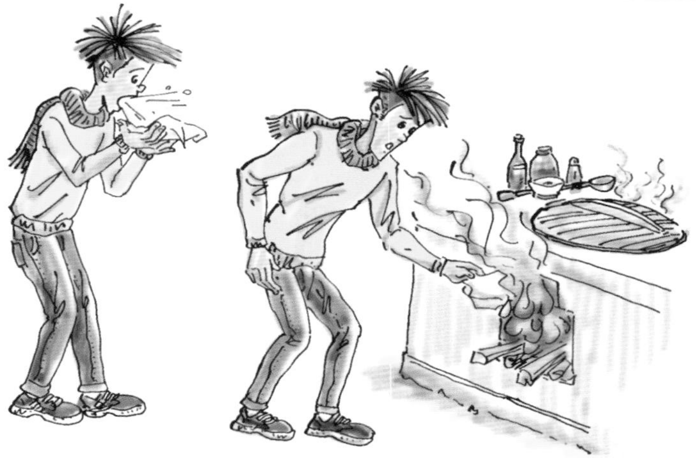

痰液处理——火烧

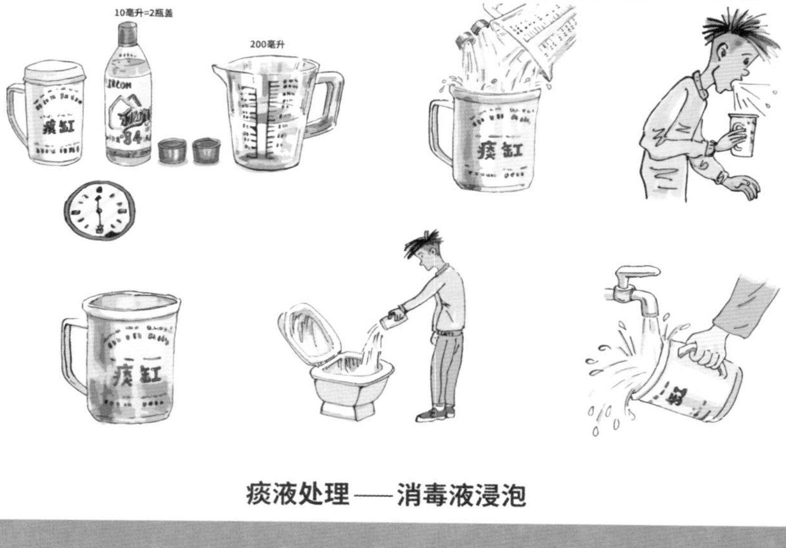

痰液处理——消毒液浸泡

3.7 “探查”——肺结核的秘密折页

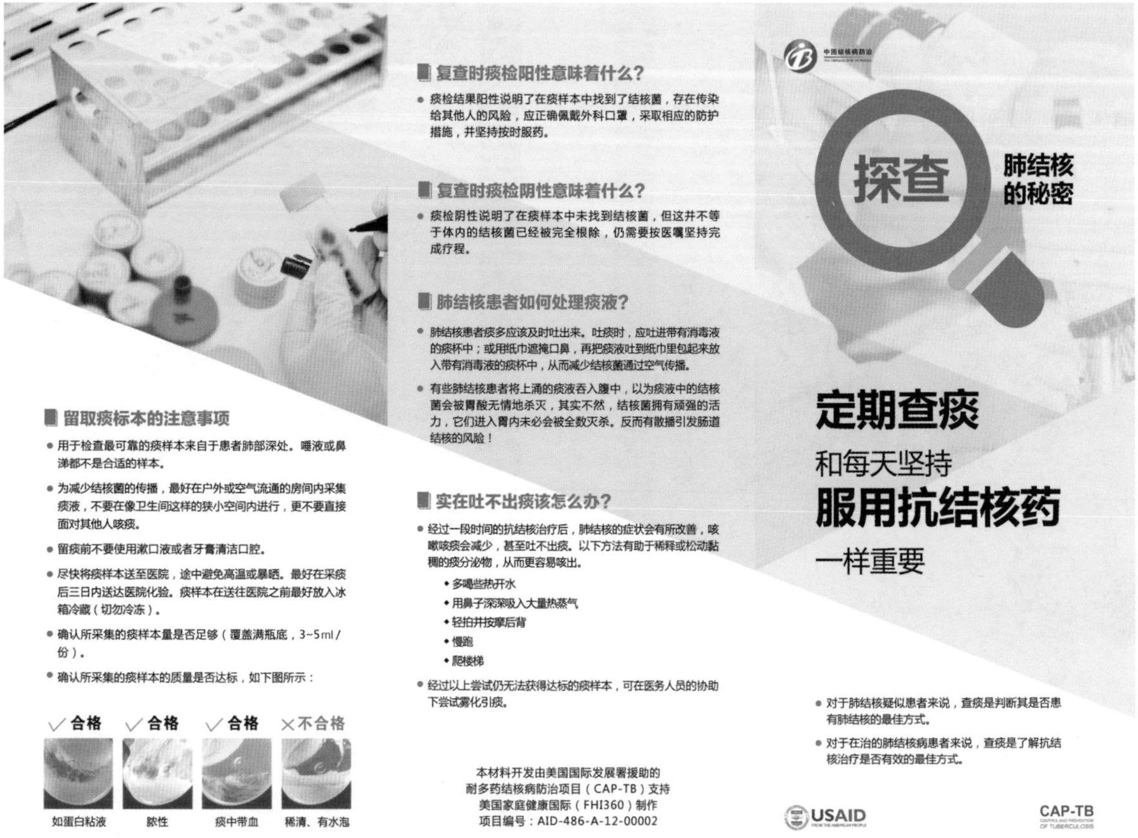

探查 肺结核的秘密

中国结核病防治

定期查痰

和每天坚持

服用抗结核药

一样重要

- 对于肺结核疑似患者来说，查痰是判断其是否患有肺结核的最佳方式。
- 对于在治的肺结核病患者来说，查痰是了解抗结核治疗是否有效的最佳方式。

USAID

CAP-TB

复查时痰检阳性意味着什么？

- 痰检结果阳性说明了在痰样本中找到了结核菌，存在传染给其他人的风险，应正确佩戴外科口罩，采取相应的防护措施，并坚持按时服药。

复查时痰检阴性意味着什么？

- 痰检阴性说明了在痰样本中未找到结核菌，但这并不等于体内的结核菌已经被完全根除，仍需要按医嘱坚持完成疗程。

肺结核患者如何处理痰液？

- 肺结核患者痰多应该及时吐出来。吐痰时，应吐进带有消毒液的痰杯中；或用纸巾遮掩口鼻，再把痰液吐到纸巾里包起来放入带有消毒液的痰杯中，从而减少结核菌通过空气传播。
- 有些肺结核患者将上涌的痰液吞入腹中，以为痰液中的结核菌会被胃酸无情地杀灭，其实不然，结核菌拥有顽强的活力，它们进入胃内未必会被全数灭杀。反而有散播引发肠道结核的风险！

实在吐不出痰该怎么办？

- 经过一段时间的抗结核治疗后，肺结核的症状会有所改善，咳嗽咳痰会减少，甚至吐不出痰。以下方法有助于稀释或松动黏稠的痰分泌物，从而更容易咳出。
  - 多喝些热开水
  - 用鼻子深深吸入大量热蒸气
  - 轻拍并按摩后背
  - 慢跑
  - 爬楼梯
- 经过以上尝试仍无法获得达标的痰样本，可在医务人员的协助下尝试雾化引痰。

本材料开发由美国国际发展署援助的
耐多药结核病防治项目（CAP-TB）支持
美国家庭健康国际（FHI360）制作
项目编号：AID-486-A-12-00002

留取痰标本的注意事项

- 用于检查最可靠的痰样本来自于患者肺部深处。唾液或鼻涕都不是合适的样本。
- 为减少结核菌的传播，最好在户外或空气流通的房间内采集痰液，不要在像卫生间这样的狭小空间内进行，更不要直接面对其他人咳痰。
- 留痰前不要使用漱口液或者牙膏清洁口腔。
- 尽快将痰样本送至医院，途中避免高温或暴晒。最好在采痰后三日内送达医院化验。痰样本在送往医院之前最好放入冰箱冷藏（切勿冷冻）。
- 确认所采集的痰样本量是否足够（覆盖满瓶底，3~5ml/份）。
- 确认所采集的痰样本的质量是否达标，如下图所示：

√合格 如蛋白粘液

√合格 脓性

√合格 痰中带血

×不合格 稀清、有水泡

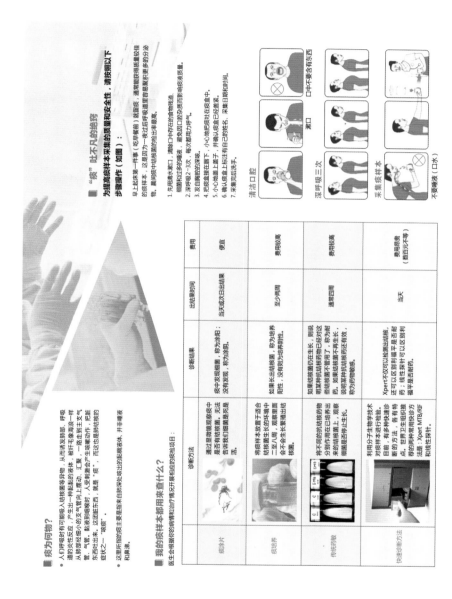

痰为何物?

- 人们呼吸时有可能吸入结核菌等异物，从而诱发肺部、呼吸道的炎性反应，产生出一种黏黏的液体，被纤毛像海浪一样从肺部经细小的支气管向上摆动、汇聚，一路走到主支气管、气管。黏液到咽喉时，人受刺激会产生咳嗽动作，把脏东西吐出来。这团脏东西，就是“痰”， 而这也是肺结核的症状之一“咳痰”。
- 这里所指的痰主要是指来自肺深处咳出的黏稠液体，并非唾液和鼻涕。

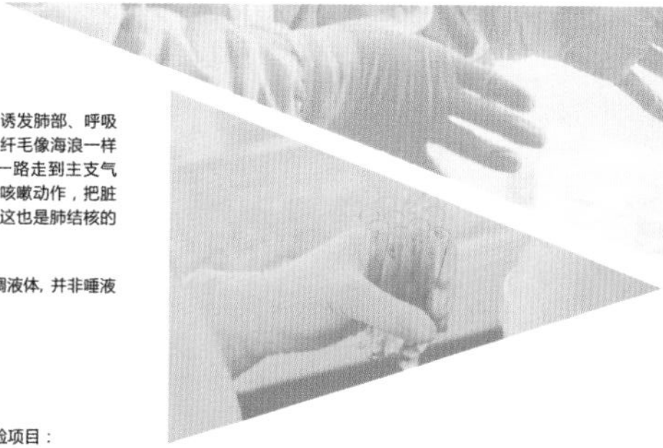

我的痰样本都用来查什么?

医生会根据你的病情和治疗情况开展相应的痰检项目：

	诊断方法		诊断结果	出结果时间	费用
痰涂片	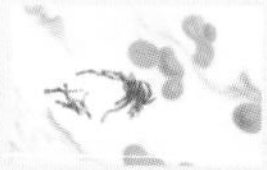	通过显微镜观察痰中是否有结核菌。无法告诉我们细菌是死是活。	痰中发现细菌，称为涂阳；没有发现，称为涂阴。	当天或次日出结果	便宜
痰培养		将痰样本放置于适合结核菌生长的环境中二至八周，观察里面会不会生长繁殖出结核菌。	如果长出结核菌，称为培养阳性，没有则为培养阴性。	至少两周	费用较高
传统药敏	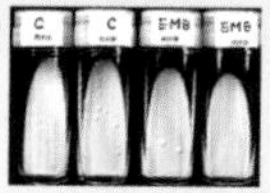	将不同的抗结核药物分别作用在已培养出来的结核菌上，观察细菌是否停止生长。	如果结核菌仍在生长，则说明某种抗结核药物已经对这些结核菌不管用了，称为耐药。如果结核菌不再生长，说明某种抗结核药还有效，称为药物敏感。	通常四周	费用较高
快速诊断方法		利用分子生物学技术对痰样本进行检验。目前，有多种快速诊断的方法，各有特点。世界卫生组织推荐的两种常用快诊方法是：Xpert MTB/RIF和线性探针。	Xpert不仅可以检测出结核，还可以区别利福平是否耐药；线性探针可以区别利福平是否耐药。	当天	费用昂贵（数百元不等）

“痰”吐不凡的绝窍

为提高痰样本采集的质量和安全性，请按照以下步骤操作（如图）：

早上起床第一件事（吃早餐前）就留痰，通常能获得质量较佳的痰样本，这是因为一夜过后呼吸道里容易聚积更多的分泌物。晨间痰中结核菌的检出率最高。

1. 先用清水漱口，清除口中存在的食物残渣、细菌和过多的唾液，避免因口腔杂质而影响痰液质量。
2. 深呼吸2~3次，每次都用力呼气。
3. 发自胸腔的深咳。
4. 把痰盒接在唇下，小心地把痰吐在痰盒中。
5. 小心地盖上盖子，并确认痰盒已经盖紧。
6. 确认痰盒上标注有自己的姓名、采集日期和时间。
7. 采集完后洗手。

清洁口腔

深呼吸三次

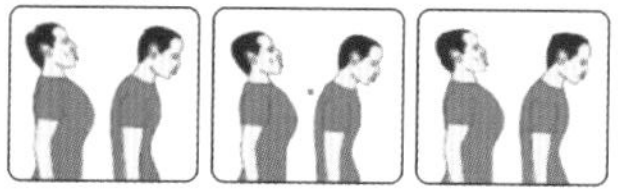

采集痰样本